Ángela Aimar
Cecilia De Dominici
María Luisa Stessens
Martha I. Torre

Desmitificando la vejez... hacia una libertad situada

AF061031

Ángela Aimar
Cecilia De Dominici
María Luisa Stessens
Martha I. Torre

Desmitificando la vejez… hacia una libertad situada

Vivencias del Adulto Mayor en la complejidad de la vida cotidiana

PUBLICACIONES UNIVERSITARIAS ARGENTINAS

Impresión
Informacion bibliografica publicada por Deutsche Nationalbibliothek: La Deutsche Nationalbibliothek enumera esa publicacion en Deutsche Nationalbibliografie; datos bibliograficos detallados estan disponibles en Internet en http://dnb.d-nb.de.
Los demás nombres de marcas y nombres de productos mencionados en este libro están sujetos a la marca registrada o la protección de patentes y son marcas comerciales o marcas comerciales registradas de sus respectivos propietarios. El uso de nombres de marcas, nombres de productos, nombres comunes, nombres comerciales, descripciones de productos, etc incluso sin una marca particular en estos publicaciones, de ninguna manera debe interpretarse en el sentido de que estos nombres pueden ser considerados ilimitados en materia de marcas y legislación de protección de marcas, y por lo tanto ser utilizados por cualquier persona.

Imagen de portada: www.ingimage.com

Editor: PUBLICACIONES UNIVERSITARIAS ARGENTINAS es una marca comercial de
Südwestdeutscher Verlag für Hochschulschriften GmbH & Co. KG
Heinrich-Böcking-Str. 6-8, 66121 Saarbrücken, Alemania
Teléfono +49 681 3720-271-1, Fax +49 681 3720-271-0
Correo Electronico: info@svh-verlag.de

Publicado en Alemania
Schaltungsdienst Lange o.H.G., Berlin, Books on Demand GmbH, Norderstedt,
Reha GmbH, Saarbrücken, Amazon Distribution GmbH, Leipzig
ISBN: 978-3-8454-6049-9

Imprint (only for USA, GB)
Bibliographic information published by the Deutsche Nationalbibliothek: The Deutsche Nationalbibliothek lists this publication in the Deutsche Nationalbibliografie; detailed bibliographic data are available in the Internet at http://dnb.d-nb.de.
Any brand names and product names mentioned in this book are subject to trademark, brand or patent protection and are trademarks or registered trademarks of their respective holders. The use of brand names, product names, common names, trade names, product descriptions etc. even without a particular marking in this works is in no way to be construed to mean that such names may be regarded as unrestricted in respect of trademark and brand protection legislation and could thus be used by anyone.

Cover image: www.ingimage.com

Publisher: PUBLICACIONES UNIVERSITARIAS ARGENTINAS
is an imprint of the publishing house
Südwestdeutscher Verlag für Hochschulschriften GmbH & Co. KG
Heinrich-Böcking-Str. 6-8, 66121 Saarbrücken, Germany
Phone +49 681 3720-271-1, Fax +49 681 3720-271-0
Email: info@svh-verlag.de

Printed in the U.S.A.
Printed in the U.K. by (see last page)
ISBN: 978-3-8454-6049-9

Copyright © 2011 by the author and Südwestdeutscher Verlag für Hochschulschriften GmbH & Co. KG and licensors
All rights reserved. Saarbrücken 2011

DESMITIFICANDO ...
HACIA UNA LIBERTAD SITUADA

*Vivencias del Adulto Mayor en la
complejidad de la vida cotidiana*

Aimar, Angela N. M.
De Dominici, Cecilia
Stessens, María Luisa
Torre, Martha
Videla, Nora

DESMITIFICANDO …
HACIA UNA LIBERTAD SITUADA

Vivencias del Adulto Mayor en la complejidad de la vida cotidiana

Aimar, Angela N. M.
De Dominici, Cecilia
Stessens, María Luisa
Torre, Martha
Videla, Nora

El adulto mayor "nos regala la información de una evidencia existencial y la noción de que está en nuestro poder hacer nuestra vida cielo o infierno"[1].

---

[1] HORTA, E., "Estabilidad y cambio: desafíos para enfermería en el cuidado de la salud del adulto mayor, en QUINTERO OSORIO, M., (Comp.), *La salud de los adultos mayores. Una visión compartida*, Mérida, Ediciones del Vice Rectorado Académico, Universidad del Zulia, 2008, pág. 302.

ÍNDICE

Presentación	13
Capítulo 1: El método con que indagamos y los hallazgos	15
Capítulo 2: Descripción de los escenarios sociales a partir de las pinceladas de los AM	23
Capítulo 3: Diversidad en proyectos de vida	37
Capítulo 4: Crisis y transiciones de los adultos mayores en proyectos de vida creativos	49
Capítulo 5: Notas sobre procesos de reflexividad en los proyectos de vida de los AM	61
Capítulo 6: Explorando la participación del Adulto Mayor en la comunidad. El disfrute de vivir intensamente la vejez	79
Bibliografía	93
Anexo	99

PRESENTACIÓN

Como resultado de los avances científicos, en relación a mejorar la calidad de vida de las personas, se observan dos fenómenos: el aumento de la longevidad, o sea la cantidad de años que vive una persona, y el envejecimiento global de la población.

> Para el año 2030 se prevé un incremento total de 1 billón de habitantes, en esta fecha habrá un adulto mayor (en adelante AM) por cada 8 habitantes de la tierra..., lo que significa un aumento del 140 por ciento de la población mayor de 65 años[1].

Estos dos fenómenos generan transformaciones a nivel de la estructura y distribución de la población, cambios que aún los países del Tercer Mundo no han podido asumir ni resolver, pero se conocen experiencias en algunas partes del mundo de que las personas están logrando vivir más tiempo de manera saludable, acompañadas con una buena calidad de vida.

Un estudio sobre "El perfil del Adulto Mayor de la ciudad de Villa María", realizado en el período 2006-2007, desde la Licenciatura en Enfermería[2] de la Universidad Nacional de Villa María (en adelante UNVM), evidenció que la mayoría de los adultos mayores (AM) de 60 años (jubilados estatales) mantienen independencia en sus actividades básicas e instrumentales de la vida diaria (ABVD y AIVD), capacidades cognoscitivas dinámicas y flexibles en la resolución de situaciones problemáticas y percepciones positivas sobre los soportes de ayuda que pueden brindar los familiares y amigos; dichas evidencias aparecen como condicionantes fundamentales para tener una participación creativa en la vida cotidiana.

Las ideas expuestas en este texto parten de concebir al envejecimiento como un proceso activo y creativo, lo cual fundamenta la necesidad de explorar las

---

[1] Red Latinoamericana de Gerontología, "Estudio Norteamericano anuncia las nueve principales tendencias de cambio mundiales debido al envejecimiento poblacional", *Envejecimiento y vejez*, Santiago de Chile, marzo de 2007, consultada el 12 de septiembre del 2009 en www.gerontología.org, (tr. De Dr. Cormac Bustillo)

[2] AIMAR, A., DE DOMINICI, C., STESSENS, M. L., TORRE, M. y VIDELA, N., *Desmitificando la vejez... hacia una libertad situada: una mirada crítica sobre la realidad cotidiana del adulto mayor* Villa María, Eduvim, 2010.

potencialidades que el AM pone en juego para construir su proyecto de vida en la complejidad de la cotidianidad.

En el mismo sentido, los escenarios son vistos como posibilitadores de nuevas relaciones y construcciones de aprendizajes, actitudes y representaciones; pero también, como reflejo de ideologías y creencias dominantes en relación a la salud, la educación, los conocimientos y su aplicación tecnológica.

Las instituciones y estructuras sociales actuales parten de valores que sostienen el bienestar y la calidad de vida de las personas como premisas fundamentales y se proyectan como defensoras de la longevidad al buscar estrategias de adaptación a los cambios dinámicos y acelerados del entorno. Las personas viven más tiempo, pero el dilema está en si esta prolongación acompaña o promete una vida mejor.

Intentar la búsqueda de respuestas a este dilema, implica conocer las trayectorias vitales desde las voces y significados de los AM, ya que sólo quien protagoniza experiencias únicas puede dar cuenta de sus sentimientos y percepciones, a partir de los cuales cimenta representaciones que traslada a su contexto en forma de demandas, reconocimientos, conceptos, conductas, ideales.

Algunos supuestos sobre los cuales el AM construye, activa y creativamente, sus proyectos están vinculados a motivaciones personales, experiencias vividas con anterioridad, oportunidades ofrecidas por el micro y macro contexto, capacidad reflexiva, sueños, ilusiones y utopías de que, en la vejez, al igual que en otras etapas evolutivas, la persona puede redescubrirse, atreverse a explorar, crear, inventar, soñar…; sólo dependerá de sus decisiones, realizar actividades según intereses y preferencias para vivir, pero con posibilidad de trascender, venciendo obstáculos y dificultades que el entorno, muchas veces le impone.

La intencionalidad de este volumen es acercar, a partir de un estudio cualitativo fenomenológico descripciones de las potencialidades, estrategias de afrontamiento, procesos reflexivos y concepciones que el AM pone en juego en situaciones de vida para resolver una adaptación activa a la cotidianidad, reflejada en sus proyectos vitales. Conocerlos, desde sus voces, permite redimensionar el concepto de creatividad e incorporar nuevas representaciones de la vejez.

CAPÍTULO 1
El método con que indagamos

El fenómeno de interés para el presente trabajo fueron las vivencias de los AM relacionados a sus proyectos de vida.

Se desarrolló con una metodología cualitativa fenomenológica, ya que la meta fue *"describir la experiencia humana tal y como ella es vivida por la gente, dando así un valor prioritario al mundo de nosotros y de los otros"*[1].

Para la selección de las personas del estudio se utilizó el muestreo teórico en un comienzo, y luego la técnica de bola de nieve, realizándose 12 (doce) entrevistas, a hombres y mujeres mayores de 55 años, jubilados y no jubilados, que concurrían a talleres del Proyecto Educativo Universitario para Adultos Mayores (en adelante PEUAM). La diversidad también estuvo representada por diferencias socioeconómicas y educativas.

El acceso al escenario del estudio se realizó a través de los informantes claves, que para este caso fueron las coordinadoras del PEUAM, que intervinieron también en la selección de los sujetos que integraron la primera muestra de estudio y establecieron el primer contacto para acordar la agenda de las entrevistas.

Para la recolección de la información se emplearon la entrevista en profundidad, registros en diario de campo y dispositivos tecnológicos, respetando la libertad de los sujetos de participar del estudio y de su derecho a abandonarlo en cualquier momento; al mismo tiempo, garantizando la reserva de los datos identificatorios, mediante el uso de siglas en las referencias de los relatos y voces de los participantes, junto al resguardo de los escenarios reales en que se protagonizaron las vivencias relatadas.

En el momento del análisis de los datos se consideraron los pasos del abordaje de Giorgi (1985)[2] y se construyeron matrices[3] en relación a las experien-

---

[1] SANCHEZ, B., "Fenomenología: un método de indagación para el cuidado de enfermería", en GRUPO DE CUIDADO, *Cuidado y práctica de enfermería*, Bogotá, Unibiblos, 2000, pág. 25.
[2] Ibidem, pág. 33.
[3] Ver Anexos I y II.

cias de los AM consigo mismos, con la familia y con otros[4]. Se distinguieron diferencias de género, de tiempo biográfico, de contexto socio-cultural, económico y político; como así también ideológicas, filosóficas y motivacionales. Las categorías emergentes expresaron los sentimientos y percepciones de los AM hacia la concreción de sus sueños e ideales, hacia el disfrute de su redescubrimiento, a la apertura al mundo y los demás, junto al reclamo de derechos y oportunidades como personas activas y creativas.

LOS HALLAZGOS Y LAS UNIDADES DE SIGNIFICADO

Mediante las historias de vida de los sujetos del estudio, se ha intentado conocer sus vivencias y sus visiones del mundo en que se han desarrollado. El análisis del discurso de los AM revela concepciones, representaciones y experiencias que hacen repensar los mitos en torno a la vejez y descubre los escenarios en que éstos transitaron y transita su vida. Del mismo modo, se recuperan los eventos[5] y no eventos como expresión de continuidad o constructores de una nueva perspectiva en la trayectoria vital.

En un juego de pasado, presente y futuro, que se resume en un tiempo biográfico para cada persona, aparecen similitudes entre algunas historias pero se destacan patrones propios configurados a lo largo de toda la vida, ya que en el recupero de las voces se vislumbra la construcción de identidades singulares.

La paleta de matices, descubierta a través de esos relatos, permite comprender de manera más íntima *"el contexto y los significados de los acontecimientos y escenas importantes para los involucrados"*[6] y evidenciar las capacidades de los AM para proyectarse activa y creativamente.

Cuando los AM hacen referencia a sus *experiencias en relación a sí mismos* revelan *estrategias personales de afrontamiento* conectadas a sus trayectorias vitales, que fueron ensayadas en el pasado, que descubren en el presente y que las consideran como "ingredientes" fundamentales en sus proyectos. Dentro de ellas se reconocen:

---

[4] Se entiende por "otros" a las personas con las que se han establecido vínculos y se comparten escenarios históricos y socioculturales.
[5] YUNI, J., "El Aprendizaje y el Cuidado de la Salud del AM. Un Enfoque Psicopedagógico y Cualitativo", Disertación Posgrado *Los Nuevos Paradigmas sobre el Aprendizaje de la Salud en el Adulto Mayor*, Universidad Nacional de Villa María, Villa María, octubre de 2008.
[6] EMERSON, R. (Comp.), "Contemporary Field Research", en: TAYLOR, S. y BOGDAN, R., *Introducción a los métodos cualitativos de investigación. La búsqueda de significados*, 1° ed., 4° reimpresión, Barcelona, Paidós, 1998, pág. 153.

- *Aprendizaje continuo*: a partir de la decisión personal de querer aprender cosas nuevas y superarse, como una expresión de automotivación.
- *Aprovechamiento de oportunidades para el desarrollo de potencialidades y capacidades*: ante cambios de roles familiares, situaciones nuevas y dificultades, entre otras. Las oportunidades que se reconocen están ligadas a factores personales, culturales, de género y experiencias previas que les permiten concretar sueños postergados, elegir con libertad, desafiar las innovaciones y actualizarse.
- *Mantenerse actualizado y activo física y mentalmente*: los AM postulan que la conexión permanente con el mundo externo y la relación constante con las otras generaciones propicia la necesidad de la "actualización permanente" como un seguro contra la "atrofia mental". También, ser capaces de mantenerse "activos" les permite autogestionarse y, como dice uno de ellos, "morir con las botas puestas".
- *Disfrute en el hacer y en el vivir cotidiano*: aparece como la estrategia motivacional para mantenerse activos y creativos en la adultez mayor, en contraposición a otras etapas vitales, en que se trabaja para los fines que se creen necesarios (mantener la familia, progresar económicamente, entre otros). Dicho disfrute está ligado al respeto de valores tales como compromiso, libertad y responsabilidad.
- *Superación de sí mismo/autotrascendencia*: la realización de los sueños está íntimamente conectada con la superación de sí mismos y aunque se reconozcan aspectos de vulnerabilidad, la autorreflexión lleva a los AM a sentirse orgullosos de sus logros, enriquecidos interiormente, sorprendidos de su creatividad y poseedores de un verdadero tesoro: la fuerza interior que hace a la persona única a través de su autorrealización.
- *Espiritualidad y establecimiento de nuevos vínculos*: los AM del estudio conectan estas dimensiones a sus procesos vitales para la superación de crisis o situaciones de vida.
- *Adaptación*: aparece como estrategia de afrontamiento, especialmente ante situaciones de alta vulnerabilidad y dificultades, a partir de un proceso de reconocimiento de la independencia y de las condiciones del entorno.
- Otra de las unidades de significado encontradas es *filosofía y estilos de vida condicionantes en la elección de proyectos vitales*, que refleja percepciones, concepciones y prácticas que los AM conjugan a tra-

vés de sus experiencias. Las siguientes rescatan lo que ellos proponen para la concreción de proyectos activos:

- *Actitudes:* activas y creativas durante toda la vida, como posibilitadoras de una trayectoria saludable; y las limitantes, como falta de espíritu, conflicto de valores personales y con la sociedad, que configuran percepciones del final de la vida como "un bajón".
- *Autoconcepto:* como audaces, luchadores, transgresores, optimistas, con capacidades para "hacer de todo", fuertes, sinceros, melancólicos, vehementes, responsables, con valores, con "fracasos" y muy estrictos consigo mismos.
- *Concepciones:* del cambio como generador de crisis; de la innovación y el compromiso como motivadores; de las actitudes positivas para el logro del bienestar; de la toma de decisiones para la concreción de proyectos; de la vejez ligada a la sabiduría; del legado como idea de autotrascendencia; de las personas como seres únicos y que viven cada experiencia también de forma irrepetible y personal; del arte como salvavidas; de cada nueva oportunidad en la vida como un inicio, un descubrimiento; de la relación con un orden natural como generador de bienestar espiritual, del amor que cura y permite concretar metas positivas.

Los *eventos condicionantes de afrontamientos* resultan de experiencias que han cobrado significado en la vida de los AM, que si bien refieren eventos similares, hay diferencias en los afrontamientos que realizan, ligadas a las historias particulares:

- *Eventos marcadores:* la jubilación, significada como limitación económica, apertura a nuevas expectativas, como oportunidad para disfrutar del ocio (aparición de nuevas rutinas) y para hacer "cosas" postergadas; la abuelidad, como experiencia novedosa; las pérdidas, relacionadas a la muerte y a diferentes transiciones (muerte de los padres, hermanos; no percibir apoyo familiar, quedar sin trabajo).
- *Eventos situacionales:* los viajes, por distintas circunstancias y los cambios de escenarios laborales como desafíos a la rutina.
- *Eventos accidentales:* la enfermedad con consecuencias en la vida personal y profesional, generadora de crisis e incertidumbre acerca del significado de la vida, creencias religiosas, entre otros; y las pérdidas inesperadas para el AM como la muerte de hijos y nietos.

Los *no eventos condicionantes de afrontamientos* representan expectativas o sueños que los AM no pudieron concretar: estudiar, tener más hijos, cumplir el "sueño de su vida" (casarse por amor, formar una familia, viajar), plasmar expectativas postergadas y continuar un proyecto profesional o laboral.

Las *experiencias de los AM con la familia* revelan las *relaciones* que mantienen con otras generaciones y se manifiestan en:

- *Proyecciones intergeneracionales* que aparecen como legado recibido (parental: agradecimiento a la herencia de los padres) y como legado transmitido (para su familia).
- *Vínculos intergeneracionales* con las siguientes cualidades: sometimiento a las decisiones de otras personas, conservación de lazos familiares, diferenciación entre proyectos personales y el desempeño de roles esperados por otros, junto a las diferencias en el pensamiento y en el ritmo de las actividades según la edad. Frente a estas situaciones, cada persona vivencia sentimientos de bienestar o de conflicto.

Dentro de las experiencias familiares aparecen *estrategias de afrontamiento ante las transiciones,* dentro de las cuales se reconocen:

- *Adaptación y asunción de nuevos roles y funciones:* de cuidador de los padres y de otros miembros de la familia y de autogestión ante las pérdidas familiares. Algunos se resignan ante las nuevas situaciones y otros descubren nuevas perspectivas de vida. También aparecen las diferencias en las obligaciones según el proceso vital que cada persona atraviesa.
- *Apoyo familiar*: cuando se percibe como una estructura afectiva (nietos, sobrinos, hijos, hermanos, entre otros) ante una necesidad o simplemente porque están acompañando y compartiendo la vida cotidiana.

Entre los *eventos familiares condicionantes de afrontamientos* se reconocen:

- *Eventos marcadores:* la viudez como una nueva oportunidad (a la libertad, a vivir en pareja), las pérdidas (manifestadas como experiencias del "nido vacío" y muerte de los padres y hermanos) y la abuelidad, como configuradora de nuevos roles.
- *Eventos situacionales:* los viajes con la familia o la pareja (que producen placer, bienestar y refuerzan vínculos) y las crisis, especialmente las socioeconómicas de algún miembro de la familia, que desestabilizan al resto.
- *Eventos accidentales:* las enfermedades de miembros de la familia, pérdidas inesperadas (como la muerte de un nieto) y situaciones familiares de indigencia.

La categoría *filosofía y estilos de vida familiares condicionantes de proyectos vitales* se configura a partir de:

- *Concepciones de familia:* como reproductora de prácticas de control e idealización de modelos parentales-filiales y posibilitadora de autovalía; también como diseñadora de modelos nucleares o extendidos según el momento histórico-cultural.
- *Gestión de las oportunidades:* en relación a estudiar, trabajar, autorrealizarse y autogestionarse, configuradas según condicionantes históricos, socio-culturales, económicos y políticos que posibilitan la autonomía y la independencia para la toma de decisiones, respetando las diferencias motivacionales según género, patrones culturales y rol en la familia.

En las *experiencias de los AM en relación a los otros* resultan fundamentales los espacios de educación, formación, recreación y animación. Estos espacios favorecen la visibilidad social de los AM, ya que en ellos protagonizan experiencias que les permiten afrontar saludablemente pérdidas, crisis y eventos diversos; relacionarse, establecer nuevos vínculos y compartir. También les posibilitan la autorrealización, integración familiar y social; y los protegen permitiendo el recupero de derechos, el descubrimiento de potencialidades y el ejercicio de la autonomía y libertad.

Las *relaciones intra e intergeneracionales* constituyen una de las dimensiones que se desprende de esta categoría. Los AM buscan establecer nuevos vínculos con otras generaciones y mantenerlos, pero también conservar los de su adolescencia; proponen rodearse de personas sociables, creativas y con actitudes positivas, que valoran el aprendizaje como cambio.

Los *eventos sociales y situacionales* referidos a los viajes con amigos y compañeros, como oportunidades para conocer y sentirse gratificados, surgen como otra unidad significativa.

En la categoría *filosofía y estilos de vida que el AM construye con otros,* se reconocen concepciones que demuestran la posición que han ido configurando a lo largo de la vida sobre las experiencias comunes, que hablan de lo que les ha pasado y lo que les pasa en la actualidad. Entre ellas aparecen: el bienestar espiritual relacionado con un orden natural y con el amor que cura y permite concretar metas positivas; la percepción de apoyo social, ya que manifiestan poder contar con alguien que acompañe ocasionalmente, ante alguna necesidad; las creencias en las potencialidades del otro para brindarles oportunidades; la percepción social de sobrevaloración de lo desconocido y novedoso por sobre lo cotidiano y cercano; y la amistad como la relación que se establece con otras personas, considerada como sostén, dificultad, atadura o valor. También surge como otra concepción significativa la institucionalización de la vejez al definir a los geriátricos como "depósito de personas" y "lugares de inercia"; como alternativa a esta tendencia, los AM expresan la necesidad de promover instituciones para el desarrollo de sus potencialidades, conservar beneficios de la vida laboral formal aún en la jubilación, para evitar la invisibilidad.

CAPÍTULO 2

Descripción de los escenarios sociales a partir de las pinceladas de los AM

La globalización y la inmediatez de los cambios construyen nuevas formas de participar y protagonizar lo social con una propuesta de adaptación constante, según patrones universalizados y receptados pasivamente por el mundo occidental. Pero los sujetos, intrínseca y esencialmente creativos, revelan a trasluz la proyección de formas singulares de vivir.

El tránsito de las personas por los escenarios de la vida cotidiana dibuja historias entretejidas por voces, miradas, abrazos, emociones guardadas, sensaciones nuevas y renovadas, palabras escritas y habladas, complicidades y desencuentros, pasiones y hastíos, comienzos y finales... *"La vida es un viaje realizado en un océano de experiencias"*[1], y llegar a conocer sus entramados nos desafía a desarrollar búsquedas en el baúl de las vivencias, a relacionarlas con las situaciones presentes y a proyectarlas hacia el futuro.

La mirada que se posa en los entornos animados por los AM permite descubrir la riqueza de sus experiencias. Y es a través de las pinceladas que ellos regalan en sus relatos, que se intentará situar los espacios que definen el campo de la vejez, sus conexiones en el contexto de la realidad actual, las interrelaciones con los otros, las expectativas que los movilizan o paralizan, los conceptos y valores que guían sus posicionamientos...

Se comienza describiendo cómo define el AM a los escenarios por los que discurre la vida actual, situándose a partir de una concepción como persona activa en la sociedad posmoderna, caracterizada por la dilución de sus dimensiones y cuya estructura metafóricamente puede compararse a la de un líquido. Por un lado, aparece "la sensación de inseguridad que se destila de la incertidumbre y desprotección de nuestra moderna existencia líquida"[2]; y por el otro, la postergación de quienes ya no tienen un rol definido por la

---

[1] MARRINER TOMEY, A. y ALLIGOOD, M., *Modelos y teorías en enfermería*, 6ª ed., Madrid, Elsevier Mosby, 2007, pág. 706.
[2] BAUMAN, Z., *Amor líquido. Acerca de la fragilidad de los vínculos humanos*, Traducción de Rita Rosemberg y Jaime Arrambide, 1ª. ed., 10° reimpresión, Buenos Aires, Fondo de Cultura Económica, 2008, pág. 155.

lógica capitalista y de mercado. Se agrega la constante persistencia del ser humano por enfrentar las adversidades y generar infinitas posibilidades para salir lo más indemne posible de las situaciones que se revelan condicionantes, algunas veces, y coercitivas, otras.

Según Yuni y Urbano, pueden describirse varios procesos sociales convergentes en la configuración actual del contexto en que los AM viven.

> Entre ellos pueden referirse el incremento demográfico de la población envejecida; la tendencia a la prolongación de la expectativa de vida; la aparición de nuevas generaciones de mayores con una visión positiva del envejecimiento, mejores estándares de calidad de vida, mayor educación y mejor estado de salud; la instauración del sistema jubilatorio y la revalorización de la educación permanente y el aprendizaje durante toda la vida[3].

La constante confrontación ocurre ante la pasividad que propone la organización de la sociedad actual para el AM, ya que lo excluye de los espacios de productividad y lo instala en una postura de descanso y jubilación; podría decirse que para el imaginario social resulta un *"incapaz relativo"*[4] pasando a ser esta representación una especie de mandato social.

En consecuencia, las vivencias relatadas por los AM reflejan representaciones en torno a la jubilación como invisibilidad, pérdida de poder o dominio de situaciones de la vida cotidiana junto a expectativas de poder descansar y hacer lo que se ha postergado durante la vida.

> "IN: –... cuando me jubilé es como si hubiera dejado de ser...". "–Las expectativas de jubilarse, (son) para hacer lo que uno posterga; pero en la realidad uno desaparece..." Opina, además, que "–los AM no son considerados por la sociedad, son excluidos, no existen... es muy difícil cuando uno se jubila porque ya no tiene poder o dominio sobre nada, ni en el trabajo, ni con los hijos..."
>
> "LI: –... En este país las personas, con nuestra capacidad nos tiran a un costado, como que no servís y eso me da bronca, porque sabés que tenés muy mucho para dar todavía".

En un estudio realizado en diferentes ciudades argentinas durante 2001, en personas mayores de 60 años, el grupo de entre 60 y 64 años expresaron sentimientos de tristeza o angustia al momento de retirarse de su trabajo formal,

---

[3] YUNI, J. y URBANO, C., *Educación de adultos mayores. Teoría, investigación e intervenciones*, Córdoba, Brujas, 2005, pág. 57.
[4] MOLINA, S. (Comp.), *Aspectos psicosociales del Adulto Mayor. Salud comunitaria, Creatividad y Derechos Humanos*, Lanús, Ediciones de la UNLa, 2004, pág 19.

generalmente ligados a la compulsividad de la jubilación, lo que muchas veces genera crisis[5]. En nuestro contexto así lo expresa una mujer:

> "LI: –Yo tengo 65 años, soy jubilada... pero no me resigno a esta nueva situación, a mi me gustaría seguir trabajando en una oficina, armar, desarmar, acomodar, yo no me resigno a estar sin laburo..."
>
> "AZ: –En el caso del hombre, cuando llega el descanso, la jubilación, uno sigue trabajando y no sabe qué hacer con el tiempo que le sobra, hasta que se da cuenta que aún tiene mucho por hacer; que hay tiempo para seguir estudiando y participando socialmente..."

En el estudio citado anteriormente también aparece que con el paso del tiempo, disminuye la carga dramática que representa el cambio que sobreviene en sus vidas a partir de la jubilación ya que los mayores de 70 años revelan otras preocupaciones como la posibilidad de perder la independencia en su vida diaria[6] y permanecer como seres pasivos, apáticos, aislados, que no poseen iniciativa ni creatividad.

> "OC: –... esto que hago (seguir estudiando) es necesario, porque si no entraría en apatía y eso no quiero. Esto es como vivir nuevamente y más que todo lo mantiene a uno vivo y en relación, en convivencia, saber convivir y estar con la nueva gente, tratar con respeto, ser buen compañero y no vivir como un ermitaño".
>
> "RO: –Espero seguir activa como hasta ahora y poder hacer lo que me gusta sin depender de nadie."

No obstante, la jubilación aparece como un cambio de roles y una transformación de la persona en cuanto a su significado y contribución social, es decir la forma de ser y estar en el mundo. Dependerá de su autonomía que pueda vivir con libertad, una libertad situada que se fundamente en poder elegir "libremente el significado de cada situación..."[7] y que posibilite que la persona evolucione en "un proceso intersubjetivo de trascender lo posible"[8].

En este proceso, es importante considerar que el AM cuando tiene algún tipo de dependencia física, no entrega su libertad ni su autonomía sino que la sitúa, ya que continúa siendo autónomo en el ejercicio de su voluntad.

> "VI: –... mi vida de 30 no puede ser como la de los 70, que estaba vital... ahora, a los 80, ya no... la salud y este problema con la vista, pero espero que se me solucione –se ríe– tengo esperanzas... estoy haciendo un tratamiento acá... no puedo por dos años estar pidiéndole a las amigas que me acompañen (a hacer un tratamiento a Córdoba)".

---

[5] ODDONE, M. y AGUIRRE, M., "Ochenta y más: los desafíos de la longevidad", en MOLINA, S. (Comp.), Op. Cit., pág. 75.
[6] Ibidem.
[7] MARRINER TOMEY, A. y ALLIGOOD, M., *Modelos y teorías*, Op. Cit., pág. 531.
[8] Ibidem, pág. 532.

> "OC: –Muchas veces como en el caso mío, medio sordo, que no escucho, con los dedos duros –y se ríe– otra enfermedad no tengo, pero todo es producto de la vejez… y uno va decayendo, pero lo que nunca va a decaer es esto de la parte mental, salvo que me enferme, pero que yo me vaya a dormir… –refiriéndose a esto de dejar de hacer cosas–; no, no".

Así, los escenarios en que el AM desenvuelve su vida, se co-constituyen de prioridades y de elecciones a partir de las situaciones que le toca vivir, del ejercicio de su libertad situada y de cómo interactúa con el contexto. En esta interacción, identifica como dificultades para una vejez saludable a factores externos que configuran escenarios donde se sienten solos, marginados y postergados.

> "NE: –Antes era normal que los padres se quedaran viviendo con sus hijos, en cambio ahora los hijos nos pegan un patadón."

Íntimamente relacionadas al ejercicio de una libertad situada, las dificultades que los AM tienen para el desempeño de sus ABVD se relacionan, en muchos casos, con factores ambientales que limitan su autonomía e independencia. Pero aparece de manera notoria el desapego, la soledad y la desvinculación afectiva como una característica que lleva al AM a perder independencia, con la consecuente marginación, mayor aislamiento, pérdida de la identidad personal y desencuentros con los otros, lo que revela los deterioros y las dificultades por sobre las potencialidades.

Coincidiendo con lo señalado anteriormente, los AM consideran como bien muy preciado la independencia en el autocuidado:

> "RO: –me gusta mi independencia y no depender de nadie sobre todo de mis hijas, siempre fui de este modo, espero seguir teniendo salud como hasta ahora para seguir disfrutando de mi independencia".

Asimismo, refieren que son necesarios espacios sociales en que las personas puedan seguir desarrollando sus capacidades y potencialidades, que les permitan realizar actividades según sus intereses y preferencias, para no sólo vivir, sino vivir con la posibilidad de realizarse.

> "NE: –… esto es necesario, el gobierno tiene que dedicarle dinero a este tipo de instituciones, para que no caiga todo el mundo en un geriátrico cuando llegue a una cierta edad porque molesta; o (antes) que se deprima, se enferme".

Pero reconocen que

> "OC: –… depende de la gente que tiene el espíritu de aprender más, como decir morir con las botas puestas"

y de tener la voluntad de atreverse porque en muchas oportunidades existe temor, lo que a veces impide descubrir potencialidades insospechadas:

"NE: –... ese no animarse, porque muchas veces cuesta animarse...";
"LI: –... Descubrí, en el taller literario, que escribo muy bien y no lo sabía, en la primaria sólo hacía composiciones y de golpe escribo cuentos, poesías y hago narraciones...".

Como antítesis de espacios de libertad y de desarrollo, aparecen las instituciones denominadas geriátricas que son percibidas por los AM como lugares de depósito de personas:

"RO: –Estoy totalmente en contra de los geriátricos porque son un depósito para sacarse los mayores de encima".

"VE: –allí tienen a los ancianos como cosas, los sientan frente a un televisor y los dejan que pasen las horas allí, sin buscarles ninguna actividad para hacer, y a los que están postrados ni los cambian de posición, y luego terminan todos lastimados".

La investigación llevada a cabo en la ciudad de Villa María, provincia de Córdoba, revela que

> los desafíos sociales implican generar las condiciones para que el AM protagonice su propia vida con autonomía y capacidad de decisión respecto a lo que quiere y espera, reasumiendo un rol activo en la comunidad a partir de su independencia en la vida cotidiana y de su creatividad en la construcción de sus experiencias en un mundo que se anime a configurar actitudes positivas hacia el envejecimiento, como una práctica saludable incluyente de todas las personas en su vida presente y futura[9].

Los espacios educativos formales resultan una posibilidad de participación que muchos AM reconocen como motivadora para encarar los desafíos de la vejez,

"OC: –... porque esto los sacaría de esa... inercia. A mi edad, al cerebro hay que mantenerlo activo. Yo tengo ochenta y dos años, si no (concurriera a talleres educativos) yo estaría sentado en una silla y de ahí a la cama; es decir, uno necesita eso para mantenerse vivo, y... ¡ojalá esto se diera a conocer más!, porque mucha gente está en su casa sentado en la vereda mirando pasar los autos, ¿me puede decir qué puede hacer ese hombre?, ¿en qué va a terminar?...".

"NE: –... (a) los viejos que estamos arriba de los ochenta, (esto) nos saca de la casa para venir a conocer y aprender...".

En Argentina, las propuestas de procesos educativos centran su finalidad *"en que los mayores conserven su capacidad de decisión. Ello implica atender a su autodeterminación y la satisfacción de necesidades contextualizadas"*[10].

---

[9] AIMAR, A., DE DOMINICI, C., TORRE, M. y VIDELA, N. (Et. al.), *Desmitificando la vejez...*,Op. Cit., pág 39.

[10] YUNI, J. y URBANO, C., "Condiciones y capacidades de los educadores de adultos ma-

La posibilidad de contar con espacios educativos no es el único determinante; es necesario reconocer la motivación, historia y experiencias de cada persona como componentes decisivos en sus elecciones:

> "NE: –... estará en el interés de cada persona..., depende del nivel cultural y de su conocimiento. A alguno le gustará el tango, pintura, literatura, de acuerdo a su voluntad y a sus ganas...".
>
> "NA: –... creo que de alguna forma (los AM) hacen alguna actividad, puede ser que no asistan a talleres... pero sí, que hagan otra cosa, como por ejemplo coser, bordar, cocinar, limpiar, hacer los quehaceres de la casa, cuidar los nietos".

El compromiso, por otra parte, se rescata como otra actitud motivadora para seguir llevando una vida activa.

> "NE: –Esto (concurrir a talleres educativos) uno lo toma como un compromiso y eso le da una adrenalina para hacer cosas".

Por otra parte, la contextualización histórica y social de los desafíos de la vejez permite descubrir una conexión tácita entre las experiencias personales y las representaciones sociales de un lugar y una época.

Quintero Osorio, en el prólogo de su libro, cita a San Martín, quien propone pensar que *"el envejecimiento tanto individual como colectivo no es una ruta a seguir: es un camino a construir"*[11], y revela la idea de que la vejez no ha sido vivida ni representada en el imaginario colectivo de la misma manera en todas las épocas, ni ha seguido normas preestablecidas, sino que ha respondido a diferentes construcciones humanas. Surge así, una visión crítica sobre el papel que el propio hombre ha desempeñado y desempeña en la configuración de los escenarios para la vida. Si hasta el momento la representación social de la vejez era de pasividad, ésta no resulta compatible con las expectativas de vivir bien, disfrutar de una larga experiencia y culminar con la autotrascendencia. Por lo tanto, deberán diseñarse escenarios consecuentes con las mismas.

Estas consideraciones revelan la necesidad de revisar los significados que se otorgan a las perspectivas de vida de los AM. La participación en una sociedad es la que *"puede asegurar una distribución del poder, una apertura a lo creativo y al desarrollo de la capacidad sublimatoria del sujeto"*[12]; por lo tanto, reconocer que el AM conserva sus sueños de permanecer activo resulta con-

---

yores: la visión de los participantes", *Revista Argentina de Sociología*, nº10, Buenos Aires, mayo-junio 2008, pág 188.

[11] QUINTERO OSORIO, M., (Comp.), *La salud de los adultos mayores. Una visión compartida*, , Venezuela, Ediciones del Vice Rectorado Académico, Universidad del Zulia, 2008, pág. 11.

[12] BARENBLIT, V. y MOLINA, S., "Salud comunitaria. Aspectos promocionales en la salud del adulto mayor", en MOLINA, S. (Comp.), *Aspectos psicosociales...*, Op. Cit., Lanús, Ediciones de la UNLa, 2004, pág. 43.

dición *sine qua non* para generar las condiciones para la inclusión en la vida social.

> "RO: –... quería mantenerme activa después de jubilada y seguir participando de la vida social, me gusta viajar y ser independiente...".
> "NA: –Realizo actualmente inglés porque esto me ayuda a mantenerme actualizada, además de hacer gimnasia y bailar salsa."

Además, considerar a la adultez mayor como un tiempo de autorreflexión, abre posibilidades de contribuir y dejar un legado a partir de lo que se ha aprendido en la vida;

> ...autores estiman que la vida tardía contiene promesas de transformaciones y renovación social de roles y contribuciones. No hay duda que contemporáneamente la jubilación nos sorprende jóvenes y llenos de vivencias y experiencias esperando ser narradas, comunicadas[...] (Hay una multitud) de mujeres y hombres, (con) consciencia viva cultural y social, comprometidos con valores colectivos y quienes desean retornar producto de su experiencia como una contribución de bienestar para otros[13].

Pero en realidad, el valor social de las experiencias de las personas mayores fue diluyéndose a partir de las ideas basadas en la productividad como sinónimo de éxito en la vida, sumadas a modelos de organización, educación y recreación propuestos desde los cánones de los jóvenes.

Molina cita a Emiliano Galende, quien "*destaca que en el mundo actual las poblaciones envejecen con una cultura que está focalizando cada vez más la producción de valores simbólicos y sociales a partir del modelo de los jóvenes*"[14].

Se margina y se excluye "al viejo" y, como reflejo de la gran paradoja de la era de las comunicaciones, los saberes acumulados por la experiencia no son considerados válidos de comunicar; se favorecen otras formas de acumulación y transmisión de conocimientos, que sí son reconocidos en la sociedad actual.

> "IN: –Cuando me jubilé me buscaron para dar cursos pero... (Mi hija) me dijo: - ni loca mamá porque estás desactualizada, (a) quienes vayan a esos cursos no vas a decirles nada nuevo, porque no tenés los conocimientos de la universidad..."

El rescate de los significados personales y la posibilidad de comunicarlos sin importar las distancias físicas y simbólicas, ha desarmado los antiguos esquemas de transmisión de valores, conocimientos y experiencias. El anciano,

---

[13] HORTA, E., "Estabilidad y cambio: desafíos para enfermería en el cuidado de la salud del adulto mayor, en: QUINTERO OSORIO, M.(Comp.), *La salud de...*, Op. Cit., pág. 299.
[14] MOLINA, S. (Comp.), *Aspectos psicosociales*, Op. Cit., pág. 19.

que en las sociedades con una fuerte tradición oral y en la que la escritura constituía el patrimonio cultural de algunas élites, era el que garantizaba la conservación y traspaso de las tradiciones. En la actualidad, ha sido superado por las tecnologías comunicacionales y la mediatización de la transmisión de saberes.

La comunicación intergeneracional a través de relatos, cuentos, "consejos de abuelos" ha sido desplazada por una transmisión caracterizada por la instantaneidad de los mensajes y la "presencia virtual" en cualquier lugar que voluntades y posibilidades converjan. Estas nuevas formas comunicacionales ocultan identidades, emociones y sentimientos reales; muchas veces deformando y despersonalizando las relaciones.

En este nuevo orden, el AM busca desarrollar estrategias y construye sus experiencias, a partir de complejísimas relaciones que representan los conceptos y valores predominantes junto a las formas en que los hacen suyos, los cuestionan o modifican.

> "IN: –Me dijeron que eso no importaba (que no hubiera ido a la universidad) porque lo que valorarían serían mis 30 años de experiencia, pero me desanimé y no lo hice".
>
> "LI: –... yo era la que iba al frente, por ser la mayor, ya de chica era la que manejaba la casa..., entonces, ¿qué pasaba?... las bofetadas, los retos los recibía siempre y así, construí la coraza, tan espesa, que para traspasarla....".

Así, las vivencias y las expectativas presentes y futuras están conectadas a la historia personal y a las particulares experiencias de cada persona. No obstante, se revela un denominador común: en las interrelaciones con el contexto personal, familiar y social confluyen una infinidad de determinantes que, sin ser prescriptivos, dejan una impronta en la persona e insinúan un entramado complejo de decisiones y elecciones ligadas a dichos entornos.

El reconocimiento de la particularidad y la diversidad en las experiencias de vida de los AM junto a la libertad con que fueron construidas, permite ratificar la expresión: se envejece según se ha vivido[15]. Una historia de vida transcurrida en escenarios de dolor, postergación y adversidad condiciona las elecciones del AM, pero no limitan su independencia y autonomía; los rasgos de la personalidad se acentúan y se evidencian: la edad no agrega nada nuevo, sino que enriquece o exacerba lo que se trae desde vivencias anteriores.

> Desde el nacimiento a la vida adulta, (la) intencionalidad mira hacia una incesante realización personal que nunca termina. En la *senescencia* esa intencionalidad trasciende, va más allá, a los cimientos

---

[15] Ibidem, pág. 20.

de nuestra experiencia. Ser humano es siempre futuro, un constante llegar a ser, un permanente desdoblar y cristalizar posibilidades[16].

"AZ: –Dedicarse a cosas que le faltaron en la vida, disfrutándolo no como una obligación… entonces buscamos dónde hacerlo…".

El proceso de envejecimiento

(…) implica compensar y reajustarse constantemente, a las sutiles transformaciones dentro de uno mismo, y a los objetos externos. Tales reajustes, en el ocaso de la vida puede que sean concretos, como eventos físicos, dolor en un cuerpo debilitado, pero también realidades afectivas como es la inminencia de terminalidad, el miedo a morir solo y que a nadie le importe. Pero sobre todo son momentos de redescubrir, re-despertar nuestros sentimientos y emociones, de reencontrarnos con nosotros mismos y con la inagotable riqueza de otros en nuestras vidas[17].

"AZ: –Después de los 50 años, tenemos muchas cosas para hacer, si nos hemos mantenido bien físicamente e intelectualmente tenemos mucho para dar, tenemos experiencia que uno quiere volcar en los demás y no sabemos cómo volcarlas: o integra comisiones vecinales, se dedica a la política o se prepara para sí mismo, para sentirse bien, mejor enriquecerse culturalmente y hacer cosas que nunca pensó porque antes no tenía tiempo".
"RO: –Estoy muy agradecida de la vida y de todas las cosas vividas".

En este contexto, atravesar la madurescencia y la vejez supone para las personas transitar *"un momento existencial dinámico en el que se ponen en juego, en el aquí y ahora, las resoluciones de todos los conflictos actuales y de épocas anteriores…"*[18] por eso se puede decir que está cargado de esperanza y visibiliza la posibilidad de concretar proyectos y el ansia por lograr metas postergadas a lo largo de otras etapas del proceso evolutivo.

"NE: –…yo no vine (a un espacio de educación formal) porque soy jubilado o porque terminé mi tarea laboral, yo vengo porque me gusta la literatura".
"FU: –A mí me gusta todo lo que hago, lo hago con alegría…".
"NA: –… mientras haya vida hay que vivirla de la mejor manera y disfrutar de ella, haciendo lo que a uno más le gusta.".
"AZ: –Mi consejo a la gente es que nunca abandone los proyectos. No le importe la reacción de la gente siempre que lo disfrute, hay que disfrutarlo, hay que hacerlo con ganas; con que le guste a uno, ya cumplió la razón".

---

[16] HORTA, E., *Estabilidad y cambio…*, Op. Cit., pág. 298.
[17] Ibidem, pág. 299.
[18] YUNI, J. y URBANO, C., *Mirarme otra vez. Madurescencia femenina*, Córdoba, Editorial Mi Facu, 2001, pág, 39.

La posibilidad y el deseo de concretar proyectos nuevamente conecta al AM con el mundo simbólico actual que guía "la organización de la ciudad moderna, los espectáculos culturales, el tránsito en la ciudad, el funcionamiento de los servicios, la nueva tecnología (y) privilegian continuamente el ritmo, la eficacia, la velocidad, la plasticidad y practicidad del joven"[19].

El AM busca, entonces, adaptarse para no quedar fuera de ese mundo y para recuperar una identidad y un protagonismo.

> "AZ: –Siempre hay tiempo para seguir estudiando,... no hay que tener miedo a los avances, cambios tecnológicos...".
>
> "NA: –Mi formación es como docente... sigo dando clases particulares porque no quiero perder esa relación con los adolescentes".
>
> "VE: –Empecé a hacer un curso de computación... (Dictado en la universidad) el año pasado, el cual terminó; hice ese curso para mantenerme más comunicada con los jóvenes, sobre todo con mis nietas, ya que los chicos de esta generación ya vienen con la tecnología incorporada, y quiero mantenerme actualizada en esto".

Este desafío constante de responder a los vertiginosos cambios pone de manifiesto la ductilidad de la persona. No habría desafíos si no hubiera quien los enfrentara.

> "AZ: –Muchas veces me pongo a pensar: mucha gente no ha hecho nada. A la gente le asustan los cambios, no tiene el empuje o la valentía, los cambios son desafíos, igual que las crisis, siempre le dejan algo, siempre se rescata algo".

Pero el problema de nuestra Modernidad no radica en enfrentar los desafíos, sino en las relaciones que se generan en los entornos de la vida cotidiana. En el devenir histórico se han protagonizado transformaciones diversas de los sistemas sociales hasta un estado de metamorfosis actual en que el poder no es localizable espacialmente, lo que genera incertidumbre muchas veces reflejada en desconfianza; no se puede localizar la autoridad, pero uno se percibe expuesto a todo y a todos.

Aparece una nueva caracterización del tiempo-espacio que se traduce en una lógica que lleva a creer a la persona que no hay control, que la autoridad es nómade, que las posibilidades de relaciones son intangibles y virtuales. Estas descripciones revelan la ruptura con las estructuras que signaron el pasado de los AM. Quienes en la actualidad son rotulados como tales, han tenido vivencias diametralmente opuestas y si retomamos el concepto de que la trayectoria vital de una persona integra todo su pasado, su presente y su futuro, la capacidad de adaptabilidad que han desarrollado, se revela como extraor-

---

[19] GALENDE, E., "Representaciones sociales vinculadas a la vejez", en MOLINA, S. (comp.), *Aspectos psicosociales*, Op. Cit., pág 132.

dinaria. Fundamentalmente refleja las potencialidades que distinguen al ser humano: la de construir un destino particular, nuevo y asombrosamente heurístico.

> "AZ: –Siempre tenemos oportunidades, siempre tenemos condiciones… vamos a tener una chance; no tendría vergüenza, si tengo condiciones. Pero hay que saberlas aprovechar, a las oportunidades; hay que prepararse para las oportunidades. No tener vergüenza, sentir que uno tiene condiciones. Las personas que hacen cosas para sentirse bien, hacen bien a al sociedad…". "–Volvería a ser trasgresor, no perdí el ímpetu, me adapto a los cambios, no he perdido las ganas… Tiene que ver con tu experiencia de vida…".

Desde esta perspectiva, el AM "*nos regala la información de una evidencia existencial y la noción de que está en nuestro poder hacer nuestra vida cielo o infierno*"[20].

Las representaciones construidas en un campo cultural y simbólico que está en continuo cambio requieren ser reflexionadas para empezar a desmitificar la vejez y construir una "*identidad en contextos socioculturales en los cuales el individuo envejece hasta la muerte, dando así, sentido a la vida*"[21].

Producto de esas reflexiones pueden distinguirse vivencias diferentes según género. La motivación y el uso del tiempo aparecen con matices diferentes. En el hombre mayor, generalmente se asocia el tiempo libre al disfrute y a una liberación del sentido de obligación ligado al trabajo formal y a todas las connotaciones derivadas de lo que en nuestra sociedad implica la adultez, y que algunas veces refleja que comparte o ha cedido lugares públicos y de protagonismo a la mujer:

> "CE: –el hombre tiene un síndrome de apocamiento, de inferioridad… la mujer ha tomado más la iniciativa y el hombre es el que se queda más escondido y apabullado".

En ella, en cambio se revelan roles que la posicionan en lugares de visibilidad social y que le otorgan nuevas posibilidades y protagonismos, como emergente de reivindicaciones socio-culturales. Sin embargo, en las voces de las mujeres del estudio, no se reconocen explícitamente estas construcciones, que sí distinguen los varones.

> "AZ: –La mujer… muchas veces se sintió frustrada y ahora se quiere desarrollar ha cambiado el papel de la mujer, debe estar preparada para eso. Ahora la mujer ha ganado nuevos espacios".

También pueden identificarse los roles de cuidadores, dependiendo de la edad de los AM y de sus entonos familiares. La mujer adulta mayor, general-

---

[20] HORTA, E., *Estabilidad y cambio…*, Op. Cit., pág. 302.
[21] MOLINA, S., *Aspectos psicosociales*, Op. Cit., pág. 20.

mente, se desempeña como cuidadora de los nietos, ya que la realidad laboral actual incluye a la mujer joven que necesita quien la reemplace en su rol de cuidadora de los niños. Así, la abuela pasa a ocupar gran parte de su tiempo en la puericultura y el antiguo rol de abuelidad es reemplazado por el de "mamá-abuela".

> *"IN: –Veré si puedo continuar con mis actividades ya que para fin de año nace mi primer nieto, de mi hija y ella me ha dicho: ya veremos cómo te acomodas para cuidar al bebé y para seguir con tus actividades…".*

Otras veces, ante el fenómeno de la longevidad creciente, aparece la necesidad del desempeño del rol de cuidador de los padres ancianos.

> *"AM: –Y yo me tengo que quedar acá* (en casa de mi madre) *hasta que mi mamá se restablezca después de la operación y que se sienta bien, porque ya cumple 89 años, ya no es una nena".*

Los escenarios reflejan nuevas relaciones y construcciones de aprendizajes, actitudes y representaciones. Junto a ellos, la configuración de las poblaciones humanas que ha reflejado, en diferentes épocas, las consecuencias de las ideologías y creencias dominantes en relación a la salud, la educación, los conocimientos y su aplicación tecnológica, continúa en el siglo XXI, la tendencia que ha empezado a describirse durante el siglo pasado. Las sociedades que han buscado mejores y más cómodas formas de vida, que han diseñado instituciones y estructuras sociales basadas en valores de prolongación de la vida y bienestar de las personas, que han generado estrategias de adaptación a los cambios continuos y vertiginosos, resultan simientes de la promesa de longevidad.

Surge, entonces, el dilema: las personas viven más pero, ¿viven mejor? Responder a esto implica conocer las experiencias únicas, sentimientos y percepciones que la persona vivencia, a partir de las cuales construye representaciones que traslada a su contexto en forma de demandas, reconocimientos, conceptos, conductas, proyectos…

Estos escenarios sociales han desmitificado la vejez, por un lado, y han creado nuevos mitos en torno a ella, por otro. Esto no ha sido rotundo, salvo ante la reflexión y la construcción intersubjetiva de nuevas interpretaciones y comprensiones de la realidad. Pero puede rescatarse que está íntimamente relacionado a una novedosa revolución social que, al decir de Yuni y Urbano, ha *"sacado de la penumbra y ha hecho visible a las mujeres y a las personas mayores en su condición de ciudadanos"*[22].

Por su parte, nuevos mitos se están configurando en la globalización de las creencias, en la asepsia temporal y en la multiplicidad de formas, mutacio-

---

[22] YUNI, J. y URBANO, C., *Mirarme otra vez. Madurescencia femenina*, Op. Cit., pág. 23.

nes y disfraces que es imposible abarcar con la imaginación. Junto a ellos se han instalado estereotipos que pretenden definir a los AM desde aspectos que condicionan el reconocimiento de su riqueza como personas que han transitado por un largo camino de experiencias. Así, *"se ha cargado de signos negativos la ancianidad, asociándola con la enfermedad, la discapacidad y la improductividad... se han generado toda clase de actitudes y prácticas discriminatorias..."*[23].

Con estos cambios, la defensa y/o recupero de los derechos de los AM aparece como el escenario vital para su desarrollo como personas, reivindicando sus aspiraciones y logros.

> *"AZ: –Cada vez se abren más espacios porque se conocen las necesidades de los AM"; "–Yo sigo cantando, me hago conocer, he actuado en varios lugares, en las veladas de galas en las vecinales, en los centros de jubilados, he hecho contactos".*
>
> *"CA: –Por la tradición de mi familia, al ser hija única y la más pequeña de las nietas, no me dejaron estudiar, que era lo que yo más quería... por eso ahora, después de tantos años pude recuperar mi derecho a aprender".*

La ausencia de interlocución es la consecuencia del no respeto de su libertad situada, sus capacidades y sus potencialidades, que *"genera en nuestros adultos vivencias de vacío y de sin sentido vital"*[24].

> *"AZ: –Los nietos me enseñan cosas, me quieren enseñar a usar la computadora, pero ellos van muy rápido y yo les digo que lo hagan más despacio".*

Para una nueva construcción de escenarios que incluyan como protagonistas a los AM se propone dar oído a sus voces y reconocer, en sus pinceladas, a los hacedores de caminos que inexorablemente ligan el pasado, el presente y el futuro de todos los hombres.

Los entornos cargados de respeto a la singularidad y expectativas de los AM, constituyen el germen de una longevidad satisfactoria y posibilitan la autorrealización y autotrascendencia. Permiten que se resignifique lo humano del hombre, lo trascendente de su vida y lo único de su expresión como persona.

---

[23] MORAGA, V., "Un lugar en el mundo", *Rumbos*, n° 282, Buenos Aires, 18 de enero de 2009, págs.14-20.
[24] RODRIGUEZ, D., "Los viejos, la sociedad y sus familias", en MOLINA, S., *Aspectos psicosociales*, Op.Cit., pág 23.

CAPÍTULO 3
Diversidad en Proyectos de Vida

Toda experiencia de vida se encuentra impregnada de sentimientos, hechos, acciones y acontecimientos que, a medida que pasa el tiempo, quedan guardadas en la memoria y sólo a través de los recuerdos, nos llevan a familiarizarnos con determinados lugares, olores, objetos, melodías e imágenes que al evocarlos despiertan nuevas emociones y sensaciones.

Esta amplia gama de recuerdos, que forma parte de la vida de los AM de nuestra comunidad, es re-vivenciada al compartir sus experiencias de vida, enmarcadas en interpretaciones personales, de una gran carga emotiva, plasmadas en los relatos de sus propias voces.

Es por eso que podemos decir que experimentar el proceso de la vejez puede llevar a connotaciones distintas en cada persona, porque esta etapa trae consigo el bagaje histórico-genético, social, cultural, físico y emocional por el que transitan sus vidas y que indudablemente son procesos de cambio constante a los que están expuestos. Éstos son vertiginosos y suceden tan rápidamente que no son asimilados en su totalidad y afectan los valores, estilos y calidad de vida de estas personas, determinando la manera de reaccionar y la habilidad para adaptarse a las nuevas situaciones:

> "AZ: –Volvería a ser trasgresor, no perdí el ímpetu, me adapto a los cambios, no he perdido las ganas". "En todos los lados no me siento fuera de foco, me adapto, para ir sintiéndome parte, por eso estudio inglés".

Así como esta expresión la mayoría de ellos manifiestan que son capaces de manejar sus vidas, que tienen en claro el tiempo que están transitando, con objetivos ajustados a criterios y tiempos reales y que son capaces de direccionar sus sueños y proyectos a fin de conseguirlos.

A través de sus palabras tratan de transmitir lo que los hace felices, cuáles son sus motivaciones, hechos puntuales y trascendentes que los llevan a proyectar una vida activa y creativa:

> "VE: –Hay que mantenerse activa y sobre todo la parte mental porque sino se atrofia, no soy partidaria de quedarme en casa, sin hacer nada".
> "RO: –No entiendo otra forma de vida que no sea lo activo y creativo…".

> El proyecto de vida articula la identidad personal social en las perspectivas de su dinámica temporal y posibilidades de desarrollo futuro... Es un modelo ideal sobre lo que la persona espera o quiere ser y hacer, que toma forma concreta en la disposición real y sus posibilidades internas y externas de lograrlo, definiendo su relación hacia el mundo y hacia sí mismo, su razón de ser como individuo en un contexto y tipo de sociedad determinada[1].

En los proyectos de vida, que iremos desarrollando a lo largo de este capítulo, las personas mayores vinculan aspectos físicos, de aprendizaje, emocionales, espirituales y sociales con procesos reflexivos y críticos, que aportan creatividad al cumplimiento de metas en tiempos reales, orientándolos a la autorrealización personal.

Böhm considera a Maslow, como uno de los principales padres del programa de la autorrealización. Señala que este concepto supone más dedicación a sí mismo, a su mundo interno; considerando a la alegría, a la felicidad y al gozo de vivir, como los frutos del árbol de la autorrealización, que se corresponden con los momentos que él indica como esenciales en este proceso[2]:

> *"AZ: –... Algunos dicen no tener tiempo pero este es el tiempo sino ¿cuándo?".*
> *"no tenemos que demostrar que sabemos mucho, cantamos por que nos gusta... Mis mejores actuaciones las hago cuando estoy relajado, porque me gusta no porque estoy compitiendo".*
> *"CA: –... a mí me gusta el inglés, inglés y computación, ¡me encantan!... esto fue la salvación mía... me gusta porque te tratan todos bien, son muy amables, las compañeras, las profesoras, buenísimas... si, la verdad es que estoy encantada...".*

Los deseos de realización y de autorrealización, expresados por nuestros AM, son uno de los motores para la concreción de sus proyectos de vida. En sus voces se denota el placer que les produce el ocio en su condición de jubilados y la realización de las actividades y proyectos postergados:

> *"RO: –Yo tengo proyectos para hacer y continuar con mi vida social... He hecho muchos viajes con mis amigas y con los integrantes del coro... Actualmente hago muchas presentaciones en Villa María y todo el país... Espero seguir activa como hasta ahora...".*
> *"NA: –Yo disfruto mucho de mi vida de jubilada ya que ahora puedo hacer lo que no podía cuando no lo era. Me gusta mucho leer y bailar...*

---

[1] D'ANGELO HERNANDEZ, O., "Proyecto de vida como categoría básica de interpretación de la identidad individual y social", *Rev. Cubana de Psicología* (online), 2000, vol.17, n° 3 (citado 11 Noviembre 2009) págs. 270-275.

[2] BÖHM, W., *Esbozos para una pedagogía personalista*, Traducción al español por José M. Quintana Cabanas, 1° edición, Villa María, Eduvim, 2009, pág. 22.

los adultos mayores, tenemos un espacio para seguir activos en la vida y realizar nuestros proyectos, que cuando no estábamos jubilados no los podíamos continuar".

"OC: –A mi edad al cerebro hay que mantenerlo activo, yo tengo ochenta y dos años,... uno necesita esto para mantenerse vivo... Yo era músico y cuando dejé esta actividad y vine acá, me dediqué a la literatura, porque descubrí que como la música me permite expresarme... es como una continuación de la función que tenía y estoy entretenido... Acá uno viene porque le gusta, es libre, hace lo que le gusta...".

"VE: –... el PEUAM es una gran cosa para el adulto mayor, porque nos dan un espacio para mantenernos activos y realizar lo que a cada uno nos gusta... Por eso lo mejor es mantenerse activa...".

"AZ: –me inscribí solamente en el taller tango-canción como cantante de tango, era un hobby que siempre me gustó, yo no tenía un espacio donde desarrollarlo y el PEUAM me lo dio... Lo más lindo es juntarse con los amigos a cantar, porque no lo hacemos bajo presión,... cantamos porque nos gusta...".

"CA: –... cuando yo vi que daban computación e inglés, me dije yo voy. Y le dije a mi marido por teléfono: voy a empezar inglés y computación... Pero yo hace del año '89 que le digo llevame a aprender inglés, porque me gustaba... Y ahora tengo los tres hijos casados y bien ubicados y me estoy dedicando a lo que me gusta".

Las estrategias de adaptación desarrolladas por los AM para poder llevar adelante sus experiencias y hacer realidad sus proyectos de vida, los sitúan dentro de lo que algunos autores denominan personas saludables con envejecimiento exitoso, a lo que Yuni agrega:

> ...Las personas con envejecimiento exitoso desarrollan procesos efectivos de afrontamiento, porque han aprendido a desarrollar un mecanismo de compensación, usando recursos de distintos tipos, es decir frente a un problema, evalúan sus capacidades y utilizan un recurso que les permite sostenerse y seguir manteniendo su funcionalidad, pese a los cambios[3].

El afrontamiento supone un tiempo de adaptación, en el cual la persona realiza innumerables esfuerzos para controlar los estímulos del medio ambiente y enfrentarlos de manera segura. De esta forma, es vista como un período de bienestar del ser humano que genera una respuesta positiva ante situaciones del entorno. Durante ese tiempo de adaptación, los AM realizan lo que Yuni llama: "la optimización selectiva", proceso relacionado con la saludabilidad; es decir, utilizan los recursos que quedan disponibles y deciden las estrategias para resolver la situación.

---

[3] YUNI, J., "El Aprendizaje y el cuidado...", Op. Cit.

> "CE: –...y luego todo eso pasa porque uno empieza a aclarar las ideas, todos los conceptos, entonces se da cuenta de que todo eso son fantasmas que uno ha creado, pero que, en realidad, uno no es un escogido para vivir lo que vive, sino que, en todo caso es lo que me toca vivir pero hay que hacerlo con alegría y no con resentimiento y odio".
>
> "FU: –...para mí lo más difícil fue superar la muerte de mis padres, fue la pérdida más grande, tuve que ir a un psicólogo... no dormía de noche, entonces dije: tengo que hacer algo para salir de esto... entré a Bellas Arte, pero me di cuenta que tampoco era para mí... entonces comencé otro taller; hago pintura, ajedrez, inglés... yo todo lo que hago lo he aprendido. A mí me gusta todo lo que hago y lo hago con alegría".
>
> "CA: –Y me gusta el grupo, la gente con la que voy, los profesores, son amorosos, que se yo, ¡me encanta! Yo estoy re-contenta, sí; y ahora hace más de un mes que no voy a la psicóloga, casi desde que comencé acá que, si, ya lo reemplacé...".

En la teoría del proceso de afrontamiento y adaptación, se describen "las estrategias que utiliza la persona para responder a las influencias y cambios ambientales, para crear una integración humana y ambiental"[4]. Esta concepción considera a la persona como un sistema adaptativo holístico en continua interacción con un entorno cada vez más variable. La autora define el afrontamiento *"como los esfuerzos comportamentales y cognitivos que realiza la persona para atender las demandas del ambiente, que actúan como un todo para mantener sus procesos vitales y su integridad, por esto el afrontamiento es esencial para la salud y el bienestar"*[5].

Por consiguiente, se coincide en que la persona logra esa adaptación cuando reacciona de forma positiva frente a los cambios del entorno, lo que le genera salud o cierto grado de bienestar:

> "VI: –...la salud y este problema con la vista, pero espero que se me solucione –se ríe– tengo esperanzas, me están haciendo un tratamiento nuevo, muy nuevo...".
>
> "NA: –mientras haya vida hay que vivirla de la mejor manera y disfrutar de ella, haciendo lo que a uno más le gusta".
>
> "OC: –Esto que hago es necesario... es como vivir nuevamente y más que todo lo mantiene a uno vivo y en relación, en convivencia, saber convivir y estar con la nueva gente, tratar con respeto, ser buen compañero y no vivir como un ermitaño... para mí es muy positivo".
>
> "AZ: –...me fui a trabajar al campo... trabajar en la tierra es muy lindo. Aparte me encanta el trabajo físico y el campo me servía para pensar, po-

---

[4] GUTIÉRREZ LÓPEZ, C. (et. al.), "Validez y Confiabilidad de la versión en español del instrumento Escala de medición del proceso de afrontamiento y adaptación de Callista Roy", *Aquichán*, n° 1, vol. 7, Colombia, abril 2007, pág. 56.
[5] Ibidem, pág. 58.

> *día hacer cualquier cosa, me entrenaba y sigo haciéndolo... No se necesita tanto para vivir hay que vivir la vida lo mejor que se pueda..."*
>
> *"CA: –A veces habría que ver qué es lo que uno necesita para estar bien, quizás no tanto esto de lo material...".*
>
> *"CE: –... así transcurrió mi vida, mucho contacto con la naturaleza, porque la naturaleza cura, también, ... el ver a una planta que nace, una vaca que pare, un animal que crece, eso es energía pura, entonces si uno tiene la sensibilidad para observar eso, para percibirlo, eso te nutre y te da mucha fuerza y energía y finalmente yo digo que llegué a buen puerto, porque también el amor cura, entonces tuve una relación de noviazgo con una chica alemana, y eso me sacó, directamente me hizo llegar a feliz puerto, muy bueno, ¡realmente muy bueno!.*

Este último comentario, metafóricamente, refleja que: *"La persona puede tener que ser guiada a un puerto seguro, someterse a reparaciones o recuperarse de un trauma...".*[6]

Pero cuando los mecanismos de afrontamiento no son eficaces, para controlar o combatir los factores estresores del ambiente, puede aparecer la enfermedad percibida como una amenaza, que lleva a la persona a reflexionar sobre el *"... significado de la vida, determinando interrogantes sobre sus creencias espirituales y religiosas"*[7].

A raíz de la aparición de una enfermedad crónica y de sus efectos adversos un hombre cuenta:

> *"CE: –... hizo que me retirase de la profesión y ahí sí se produjo una crisis muy grande en mí, porque es como un aislamiento que comienzo a tener; una cantidad de cosas que se van dando, digo yo que es como una tormenta, donde uno trata de buscar los culpables, uno cree que son agentes externos a uno, inclusive se conmueve hasta la misma creencia en Dios y hasta Él mismo pasa a ser el responsable de todo lo que uno está viviendo, es una crisis catastrófica la que se vive en ese momento...".*

Estos cambios en los estados de salud, exponen a la persona a cierta vulnerabilidad y desencadenan en transiciones, las cuales *"... son procesos que ocurren en el tiempo y tienen un sentido de flujo y movimiento"*.[8] Durante esta experiencia ocurren cambios en el mundo externo que, de acuerdo a como se perciben, serán las implicancias en la vida y la salud de la persona. Por ende, el envejecimiento es considerado una etapa vulnerable.

---

[6] MARRINER TOMEY, A. y ALLIGOOD, M., *Modelos y teorías..*, pág. 707.
[7] QUINTERO LAVERDE, M., "Espiritualidad y afecto en el cuidado de enfermería", en: GRUPO DE CUIDADO, *Cuidado y práctica de enfermería*, Colombia, Unibiblos, 2000, cap. 2, pág. 188.
[8] CANAVAL, G. y Otros, "La teoría de las transiciones y la salud de la mujer en el embarazo y en el posparto", *Aquichán*, nº 1, vol. 7, Colombia, 2007, pág. 10.

La vulnerabilidad

es la conciencia que tiene una persona de que es un ser mortal. Esta conciencia aumenta durante el envejecimiento o en otras etapas del ciclo vital cuando aparece una enfermedad[9]

crónica, una discapacidad, el nacimiento de un hijo u otras crisis vitales.

> *"VI: –... estoy pasando por un problema muy serio con la vista, en la vista que no veo... porque si yo me voy abajo no tengo a nadie, estoy solita, vivo sola...".*
> *"OC: –Muchas veces como en el caso mío, medio sordo, que no escucho, con los dedos duros –se ríe–; otra enfermedad no tengo, pero todo es producto de la vejez... y uno va decayendo".*
> *En otro caso, la vulnerabilidad está dada por el factor económico, ya que al jubilarse disminuyen sus ingresos:*
> *"LI: –... y a mi hermana ¿con qué la soluciono, en estos momentos? en estos momentos con plata que no tengo y gracias que tengo una jubilación con lo que pago el alquiler y todo lo demás y no me alcanza para llegar a fin de mes".*

El cambio de una vida activa a una pasiva, como es la jubilación, también los ubica, en esta situación.

> *"IN: –... Ayer fui al banco a cobrar y estábamos en una cola impresionante y cuando nos acercamos con otra amiga a hablar al mostrador reclamando el tiempo que estábamos esperando nos contestó un joven: no se preocupe señora, justo el gerente está en este momento en la municipalidad tratando el tema de los adultos mayores... Me pareció que encima se burlaba de nosotros".*

Reed en la teoría de la autotrascendencia, plantea la relación entre ésta con la vulnerabilidad y el bienestar; expresando que *"los factores personales y contextuales pueden influir en las relaciones existentes"*[10]. Es definida como

> una ampliación de los límites autoconceptuales de forma multidimensional[...] son fluctuaciones que se dan en todas las dimensiones espaciales y temporales: hacia dentro (a través de experiencias introspectivas, mayor conciencia de los propios puntos de vista, valores e ideales), hacia fuera (aumentando la relación con los otros y el entorno), temporal (capacidad para integrar el pasado y el futuro de tal forma que el presente quede ampliado y reforzado) y transpersonal (mediante la conexión con dimensiones que están más allá del mundo perceptible)[11].

---

[9] MARRINER TOMEY, A. y ALLIGOOD, M., *Modelos y teorías....*, Op.Cit., pág. 652.
[10] Ibidem, pág. 653.
[11] Ibidem, pág. 649.

Podemos decir que a través de investigaciones realizadas en el marco de esta teoría, la autotrascendencia es mayor en las personas que tienen que enfrentar lo relacionado con el final de la vida, el envejecimiento y todo evento que induzca a un aumento de la conciencia de la mortalidad.

Yuni se refiere a la trascendencia como una de las necesidades del AM *"que tiene que ver con la comprensión del sentido de la vida y poder llegar a una autocomprensión de sí mismo, es decir todas las acciones que emprende la persona para poder dejar su huella y seguir vivo en los demás"*[12].

Algunos si bien buscan integrar nuevos grupos y participar en propuestas diseñadas desde la comunidad para esta etapa de vida, les es indiferente el tema de trascender; en cambio para otros la idea de legado, de proyectarse más allá de si mismos, de hacer cosas que sirva para otros, de dejarles algo valioso para que los recuerden, es lo que los moviliza.

"OC: –Ya le escribí poesías a mis nietos y siete libros de autobiografías y de cuando éramos jóvenes, con mi señora, no sé si están muy bien, pero los hice yo. Uso la computadora, imprimo y hago las encuadernaciones en casa –se nota que habla con mucho orgullo y satisfacción de sus logros–. El que lo quiera leer ahí esta".

La re-escritura de la memoria tiene fuerte impacto en la personalidad y en el desarrollo del sujeto. En particular, si el informante es adulto o adulto mayor, el proceso identitario se potencia y permite la emergencia de las historias densas y complejas de individuos y familias sin voz, ausentes o perdidas en el tiempo. Un nombre propio, una descripción de la habitación de la infancia o el juguete más añorado, son motivos para re-escribir un fragmento de historia[13].

"RO: –... se debe ocupar la vida y dejar algo en la vida".
"NA: –Mis padres, ya fallecidos, me decían que lo mejor que me podían dejar de herencia, eran los estudios, por eso, el día de hoy, estoy muy agradecida a ellos".
"AZ: –Sí, ahora soy actor, ja, ja, ja. Tenemos un nieto, el del medio, que no quería hacer la secundaria, porque quiere ir a la escuela de teatro de Valeria Lynch... y mi hija dice: no alcanzó con el papi que ahora tenemos otra cholulo en la familia –y nos reímos todos–".

Otro sentido de trascendencia se inaugura en el momento de ser abuelos, que conlleva la idea de infinitud, ya que cumplen la función de continuidad y transmisión de la historia y costumbres familiares.

---

[12] YUNI, J., *El Aprendizaje y el cuidado...*, Op. Cit. Es una grabación
[13] MOSSELLO, F y MELANA, M. (Comp.), *Memoria e identidad cultural. Construcción de identidades culturales a partir de proceso de escritura de ficción,* Córdoba, Advocatus, 2007, pág. 17.

La crisis por el padecimiento de una enfermedad crónica generalmente viene acompañada de factores estresantes que provocan altos niveles de incertidumbre generando, en algunos casos, nuevos procesos adaptativos y cambios en el sentido de la vida.

La teoría de la Incertidumbre frente a la enfermedad, la define como *"la incapacidad para determinar el significado de los hechos o eventos relacionados con la enfermedad"*[14]; donde la oportunidad ocupa un lugar prioritario:

> *"CE: –... a mi me pasó un poco eso cuando fui a Cuba y busque la cura en aquello que uno no conoce. Todo esto me llevó a pensar, no sólo que la búsqueda puede estar en otro lugar, alejado de uno, sino que, pensé esta gente a lo mejor, tiene una solución y podían mejorar el tratamiento y yo dije: ¿Por qué no? Y eso me sedujo".*

A raíz de situaciones inesperadas, los AM buscan o encuentran nuevas formas de adaptarse y proyectarse para construir su presente:

> *"CE: –A veces mucha gente me pregunta ¿cómo no volvés vos a ejercer la profesión? Yo no estoy impedido para hacerlo,... si la tuviera que ejercer, la ejercería por otros motivos distintos a lo que lo hacía antes, que era por motivo económico, creo que hoy el abordaje de la profesión sería desde otro punto de vista, pero no,... ahora que estoy sano, porque es una cosa milagrosa, porque de esta enfermedad teóricamente no se sana nadie... no, no me llama la atención, es decir se me abrió un panorama muy distinto, tengo una vida mucho más tranquila... así que voy mucho al campo con el tema de los animales, el tema del arte, del baile, que también lo puedo ejercer... y bueno es otra cosa".*
>
> *"VI: –Hace 11 años que quedé viuda... bueno para mí se me abrió la puerta –y se sonríe– de la libertad, porque empecé a hacer lo que a mí me gustaba, porque yo siempre quise levantar mi nivel cultural... me cambié de casa, deje el barrio que nunca me había gustado y me vine a vivir al centro... la verdad muy lindo los comienzos en los talleres para mí... fue en el momento que yo realmente lo necesitaba".*
>
> *"AZ: –Cambiaba siempre de trabajo, no me gusta mucho la rutina. Siempre fui administrativo, ya de grande me echaron por reducción, trabajé seis años en un invernadero... Cambié siempre de escenarios. Soy deportista. Me encanta el trabajo físico... me entrenaba; he jugado al tenis, natación, juego al fútbol...".*

Estos AM vivencian el cambio como proyecto de vida; *"El cambio es la única constante dado que el significado y las realidades sociales se renegocian o construyen constantemente a través del lenguaje y la interacción"*.[15]

Muchas veces la falta de información es otra forma de incertidumbre:

---

[14] MARRINER TOMEY, A. y ALLIGOOD, M., *Modelos y teorías...*, Op. Cit., pág. 629.
[15] Ibidem, pág. 702.

> "CE: –En cambio a mí, creo que me sirvió mi ignorancia, en el sentido de que cada uno es ignorante de lo que no conoce, yo lo soy de la medicina, en cambio nunca me puse que no se podía, tampoco que se podía, yo lo intentaba, yo todo lo intento, soy muy optimista de todas las cosas saco lo positivo...".

Para algunos, la incertidumbre se presenta como lo complejo e imprevisible:

> "RO: –Mi miedo es enfermar, quedar postrada y tener que depender de alguien que me cuide, sin poder disfrutar de la vida,... espero llegar a la muerte de forma rápida".
>
> "VI: –Cuenta que su hija mayor se fue a Canadá y hace muchos años que no sabe de ella, no la ve, ni tiene ningún contacto: "... hace más de 30 años que se fue, es como que –y hace un espacio– se olvido de la familia, la familia que vendría a ser yo –esto último lo dice con voz triste–... se ve que como madre he fracasado..."

"No obstante [...] el conocimiento sobre una situación genera más incertidumbre relacionado con la continua amenaza de desequilibrio o de revivificación de una situación de riesgo o daño..."[16].

> (CE) relata de esta forma su experiencia: –"A los diez años de sobrellevar esta enfermedad, llega a mi casa un libro, escrito por un médico... yo lo releo y hay algo característico que veo en él, que se repite y es que esta enfermedad no se cura, por otra parte veo que él tenía, una cuestión de no aceptación a su destino o de cómo le estaba dañando la enfermedad su físico, su todo... entonces me di cuenta que por sus conocimientos y coquetería, él se quedaba en ese aspecto y no iba más allá; porque en la facultad de medicina le enseñaron que esto no se cura y ahí se quedó".

Entre los diversos recursos que las personas utilizan como herramientas de afrontamiento se considera a la espiritualidad como fortaleza, "*como el conjunto de creencias y prácticas basadas en la convicción de que existe una dimensión trascendente, no física, de la vida*"[17]. Es considerada como la fuerza que da sentido a la existencia. Adquiere mayor relevancia al enfrentar situaciones de enfermedad y muerte.

La espiritualidad "*está formada por creencias y valores*"[18], es un proceso cuyo resultado es la búsqueda de lo sagrado, como la paz y el bienestar espiritual.

Sánchez Herrera, en su artículo sobre bienestar espiritual cita a Ellison quien "*define el bienestar espiritual como un sentido de armonía interna, generado a*

---

[16] AIMAR, Á., "El cuidado de la incertidumbre en la vida cotidiana de las personas", *Index de Enfermería*, nº 2, vol. 18, Granada, abril-junio 2009, pág. 6.

[17] SAN MARTÍN PETERSEN, C., "La espiritualidad en el proceso de envejecimiento del adulto mayor", *Hologramática*, Facultad de Ciencias Sociales, UNLZ, nº 8, vol.1, Año V, URL del Documento: http://www.cienciared.com.ar/ra/doc.php?n=828., pág. 106.

[18] QUINTERO LAVERDE, QUINTERO LAVERDE, "Espiritualidad y afecto...", Op.Cit., pág. 186.

partir de la relación de una persona consigo misma, con los otros, con el orden natural y con un ser o un poder superior". Según este autor, lo espiritual se calcula desde la percepción de cada persona y se compone de dos dimensiones, que interactúan: *"una dimensión transversal o existencial (hacia sí mismo y hacia los demás) y otra vertical o religiosa (hacia Dios, un ser o una fuerza superior)".*[19]

En esta segunda dimensión se enmarca lo que las siguientes voces expresan:

> *"CE: –...justamente porque la vida de cada uno hace de que, esa vida tenga el resultado del anuncio de Dios en la persona misma".*
> *"VI: –... y bueno para que me voy a amargar si confío en el Señor que me ayude, que me de un tratamiento que me alivie un poco y bueno adelante...".*

También *"la dimensión espiritual hace referencia a la esencia, al yo interior y a la trascendencia del ser. El bienestar espiritual es la afirmación de la vida en relación con Dios, consigo mismo y con los otros"*[20].

> *"CA: –...porque cuando hicieron el tratamiento, dice el médico que estaban bien los dos, así que bueno, menos mal, gracias a Dios. Todo nos está saliendo bien".*
> *"VI: –Amigas sí, tengo muchas, pero las amigas más queridas, las de mucho tiempo, no están, están las nuevas y son distintas... Sí, si me han acompañado a Córdoba, cuando no podía ir sola. Lo que no tengo es familia directa, sobrinas también... que si las necesito están. Bueno yo soy grande y ellas tienen su vida, son dos sobrinas, de parte mía".*
> *"CE: –Estoy siempre vinculado con mis hermanos, tengo muchos sobrinos, dieciséis, soy muy familiero".*
> *"AZ: –Tuve la suerte de que mi esposa siempre me acompañó y aceptó los cambio. Tengo una sola hija, un yerno y 3 nietos, grandes, que viven en Córdoba... Tengo muchos amigos de diferentes grupos sociales, me adapto a las diferentes situaciones. No tengo problemas de entablar relaciones con las personas".*
> *"VE: –Tengo a mi madre de 99 años con una lucidez espectacular, que vive sola; un marido que es músico, un único hijo, una nuera que es como una hija más y dos nietas. Todos viven aquí en Villa María, cosa que me pone muy contenta".*

La apertura del conocimiento a explorar nuevas culturas, valores y conocer otras formas de vida, hacen que la persona tome conciencia de la importancia de los lazos familiares:

> *"CE: –Había ido a Cuba, estuve como un año allá, por el tema de la enfermedad... bueno eso también me sirvió de mucho, porque me permitió conocer una cultura distinta y me sirvió para ponerme a prueba de mi*

---

[19] SÁNCHEZ HERRERA, B., "Bienestar Espiritual en personas con y sin discapacidad", *Aquichán* nº 1, Año 9, vol. 9, Colombia, abril de 2009, pág. 10.
[20] QUINTERO LAVERDE, "Espiritualidad y afecto...", Op.Cit., pág. 187.

alejamiento con la familia y el medio y eso tenía mucho valor, porque yo estaba muy deteriorado físicamente y no obstante, eso lo estaba haciendo y sobre todo para mí fue algo valioso.

Tener la confianza y la fuerza puestas en un ser superior o en una relación con otros, ayuda a la recuperación y mantiene la confianza de que las cosas suceden por algún motivo, que aunque no esté claro, reconforta:

"CE: –…vos sabes que todas las cosas ocurren en la vida, creo yo, por una cuestión de… como en la física está el tema este del magnetismo, yo creo que hay una fuerza recíproca de atracción, es decir, yo porque quiero tal cosa, me acerco a conseguirla, a obtenerla, o bien, esa cosa pareciera, mágicamente, que se viene hacia mi… Yo creo que siempre pasa eso, sí, sí, si uno es creyente, las cosas ocurren de esa forma… yo creo que es difícil ahondar en eso, es casi inconducente cómo pueden ocurrir las cosas, viste, hay cosas que son muy extrañas, medias raras, no sé, pero que ocurren, ocurren".

Este pensamiento responde a una perspectiva diferente de la vida, hay una concepción metafísica, un pensamiento místico que guía su proyecto de vida, reconoce un orden superior, donde las experiencias individuales son vitales y participan de un poder creador.

"CE: –Soy lo que soy porque hay un motivo para serlo…".

En esta expresión aparece el descubrimiento del propio yo como *"una composición de pensamientos y sensaciones que constituyen la conciencia… y el mundo interior de una persona… e incluye, entre otras cosas, un sistema de ideas, actitudes, valores y compromisos"*[21].

"CE: –cuando uno hace algo en arte y yo creo que en cualquier orden de la vida, pero en arte las cosas tienen valor y pueden llegar a tener notoriedad, entonces una cosa es el valor en sí mismo, que uno le da a las cosa y otro el valor externo, de repente puede venir alguien y decirte: Eso que acabas de hacer es algo inútil, algo que no tiene ninguna trascendencia; pero eso tiene un valor, no es para desecharlo…".

"NE: –Es el orgullo que tiene uno, aunque no sé si está bien o mal, o más o menos, pero lo hice yo".

"AZ: –No le importe la reacción de la gente siempre que lo disfrute, hay que disfrutarlo, hay que hacerlo con ganas, con que le guste a uno ya cumplió la razón… Uno no tiene que competir, haga bien o mal, tiene que hacer lo que uno sienta".

En estas voces observamos la configuración de un "yo" que conserva autonomía, identidad e integridad, lo que Yuni identifica como procesos de envejecimiento normal[22].

---

[21] MARRINER TOMEY, A. y ALLIGOOD, M., *Modelos y teorías…*, Op.Cit., pág. 298.
[22] YUNI, J., El Aprendizaje y el cuidado de la salud del AM. Un enfoque Psicopedagógico y Cualitativo"…, Op. Cit.

La dimensión espiritual se amplía cuando aparece *"la posibilidad de encontrar un significado y un propósito a la vida. Se caracteriza por una armonía interna y sentimientos de satisfacción"*[23]; que se vivencia en los siguientes comentarios:

> *"CE: –... siempre lo usé (al arte) como medida de las cosas, primero tiene que ser uno el sorprendido, el que se reconforta con lo que acaba de hacer y más allá de eso están los valores que le ponga la gente, de la producción que uno haga... comencé a sentir que reflotaba y después me sentí gratificado, porque gané una beca, me fui a Italia, estuve un tiempo largo,... hice muestras allá también, así que eso fue muy bueno".*
>
> *"VE: –Creo mucho en Dios y estoy muy agradecida por la vida que me tocó vivir y por la familia que tengo".*

Estas voces trasmiten el placer y el deleite que llevan al aumento de la autoestima, al disfrute por la creación misma, por descubrirse capaz de hacer y mostrar su propia obra. El gozo y el asombro al descubrir sus potencialidades hechas realidad, se plasman en la voz de:

> *"CE: –... yo notaba que mientras pintaba o hacía escultura, conseguía tal abstracción que todo el resto de lo que pasaba en el mundo no me importaba, y no tenía más dolores ni molestias, además la autoestima se iba elevando porque yo no podía creer lo que acababa de hacer".*

Otra cosmovisión que acompaña los proyectos de vida es la relacionada con la idea de destino, como una expresión de lo intangible, lo impredecible, lo inevitable, que a veces impregnan sus propias vivencias:

> *"LI: –Para mí es el destino de cada una y por más que le busquemos la vuelta lo podemos ayudar un poco pero cuando está, está".*
>
> *"CE: –... pero que en realidad uno no es un escogido para vivir lo que vive, sino que, en todo caso es lo que me toca vivir".*

Al recorrer las voces de los AM observamos, a través de la evocación de sus experiencias, que han incorporado estrategias creativas en el desarrollo de sus proyectos de vida, consolidando mecanismos de autorregulación y alcanzado la madurez con considerables resultados positivos de salud y bienestar.

Estos proyectos están relacionados con las actividades sociales que los AM realizan, orientados hacia el estudio, actividades laborales, profesionales, recreativas, espirituales, familiares, culturales; que los hacen ser activos y creativos, expresando sus capacidades y sus sueños, para proyectarse como personas útiles y funcionales en una sociedad cada vez más compleja.

---

[23] QUINTERO LAVERDE, *"Espiritualidad y afecto..."*, Op.Ccit., pág. 187.

CAPÍTULO 4
Crisis y transiciones de los adultos mayores en proyectos de vida creativos

Las dimensiones del desarrollo del ser humano a lo largo de su vida son sumamente complejas, por cuanto cada etapa tiene, en sí misma, diferencias y coincidencias, tanto en la estabilidad como en el cambio. *"Las diferencias en los cambios indican que el desarrollo adulto puede manifestarse multidireccionalmente, es decir, en algunas competencias de manera estable y en otras aumentando o disminuyendo"*[1].

Según la teoría del desarrollo, el envejecimiento es un fenómeno que se redefine continuamente ya que es el resultado de la dialéctica entre procesos biológicos, psicológicos y sociales; esta interacción construye un juego de relaciones entre pérdidas y ganancias, entre cambios y estabilidad[2].

Los cambios y adaptaciones que experimentan los AM se dan de manera continua en la complejidad de la vida cotidiana; varían de acuerdo a las características individuales de cada uno, las metas, las vivencias y los diversos contextos –educativos, sociales, culturales e históricos–; por los que transcurren sus historias de vida.

Por lo tanto, podemos definir la cotidianidad como

> (...) el espacio y el tiempo en que se manifiestan[...] las relaciones que los hombres establecen entre sí y con la naturaleza en función de sus necesidades[...] y es la manifestación de las complejas relaciones sociales que regulan la vida de los hombres en una época histórica determinada. A cada época histórica y a cada organización social corresponde un tipo de vida cotidiana, ya que en cada época histórica y en cada organización social se dan distintos tipos de relaciones con la naturaleza y los otros hombres[3].

---

[1] IZQUIERDO MARTÍNEZ, A., "Psicología del Desarrollo de la Edad Adulta. Teorías y Contextos", *Revista Complutense de Educación*, nº 2, Vol. 16, Madrid, 2005, pág. 602.
[2] YUNI, J., *El Aprendizaje y el cuidado...*, Op. Cit.
[3] PICHON-RIVIÉRE, E. y PAMPLIEGA DE QUIROGA, A., *Psicología de la vida cotidiana*, 13ª edición, Buenos Aires, Nueva Visión, 1999, pág.12.

"Por eso sostenemos que cotidianidad es espacio, tiempo y ritmo. Se organiza alrededor de la experiencia, de la acción, del aquí de mi cuerpo y del ahora de mi presente"[4].

Para Ágnes Heller, *"vida cotidiana es el conjunto de actividades que caracterizan la reproducción de los hombres particulares, los cuales a su vez, crean la posibilidad de la reproducción social"*[5]. Entonces, el hombre en la vida cotidiana se reproduce a sí mismo, a su mundo y al conjunto de la sociedad[6].

Ese conjunto de actividades, a la que hace referencia Heller, están relacionadas con acciones como la del trabajo, que dan cuenta de la existencia del hombre; y otras, que posibilitan a la persona trascender en la vida.

Por ende, la vida cotidiana es el constante flujo y movimiento de las actividades realizadas por el hombre e impregnadas por sueños, sentimientos, emociones que se suceden día tras día, que se modifican con los cambios naturales que experimenta la persona –al transitar las distintas etapas de la vida, las migraciones, los cambios de trabajo, la jubilación, entre otros–; y que hacen a la trayectoria de su historia de vida.

Para Pampliega, *"la vida cotidiana nos muestra un mundo subjetivo, que yo experimento. Pero a la vez ese mundo es intersubjetivo, social, compartido. Para cada uno de nosotros 'mi mundo' es un mundo que vivo con otros"*[7].

En el registro de situaciones de la vida cotidiana de los AM se reconocen momentos vitales, de crisis, de transiciones que son significativos en su vida y que se identifican como antecedentes relacionados a la proyección de actividades y prácticas genéricas que le posibilitan trascender la propia cotidianidad de "viejo".

En las distintas etapas vitales y sobre todo en la adultez mayor, ocurren crisis y transiciones; la transición es considerada "el tránsito entre dos períodos de tiempo estable, en esta travesía la persona se mueve de una fase, situación o estado de vida a otra"[8]. Esta situación o estado que experimenta la persona con su entorno produce importantes cambios en su salud, expectativas, habilida-

---

[4] Ibidem, pág. 13.
[5] HELLER A., *Sociología de la vida cotidiana*, Traducción de J F Yvars y E Pérez Nadal, 5ª edición, Barcelona, Península, 1998, pág. 19.
[6] Ibidem, pág. 27.
[7] PICHON-RIVIÉRE, E. y PAMPLIEGA DE QUIROGA, A., *Psicología de la vida...*, Op. Cit., pág. 13.
[8] SCHUMACHER, K., JONES, P., MELEIS, A., "Helping elderly persons in transition: A framework for research and practice", en SWANSON L. y TRIPP REIMER T. (Editors), *Advances in Gerontological Nursing; Life transitions in older adult*, Nº 3, New York, Springer Publishing, 1999, págs. 1-26.

des y roles; y se caracteriza por alcanzar la estabilidad y el crecimiento frente a los eventos que debe afrontar.

Por estas y otras razones la vejez es considerada una etapa vulnerable, en la cual uno de los problemas es la pérdida de la identidad, ocasionada por la misma sociedad. En los AM las crisis tienen como desenlace la búsqueda de nuevas opciones, valores y objetivos de vida. La crisis puede surgir cuando la persona enfrenta una dificultad que, aún utilizando los métodos convencionales, le resulta imposible resolver. *"No todas las circunstancias adversas provocan una crisis o una enfermedad, pero sí desestabilizan a la persona"*[9]. En tal caso, es respuesta a eventos que generan conflictos internos o externos, vivenciados como una circunstancia dolorosa.

Desde esta perspectiva, hablar de crisis normativa implica considerar los períodos de tiempos sociales, ligados a lo que se espera en el proyecto de vida de un sujeto; para Yuni, los eventos son los tiempos sociales para determinados logros. *"Los eventos de cambio personal llevan a una modificación de los intereses personales generando nuevas necesidades de adaptación"*[10].

Los eventos marcadores, conocidos también como crisis normativa, son

> los procesos y hechos que caracterizan cada fase evolutiva, en lo que respecta a procesos madurativos, psicológicos, sociales y de sentido. Por ejemplo, podemos pensar que los procesos de enlentecimiento de funciones, la jubilación, la viudez, la abuelidad, el nido vacío, la elaboración de pérdidas, serían algunos de los marcadores que en nuestra cultura se asocian al adulto mayor[11].

La jubilación, encuadrada como un evento marcador, implica un retiro no voluntario sino impuesto, de un mundo que por lo menos hasta hace poco tiempo estuvo estructurado alrededor del trabajo asalariado.

> *"LI: –Yo no me resigno a estar jubilada… a estar sin laburo… tengo bien en claro que no soy vieja y que tengo mucho para dar, tengo mucha capacidad de trabajo. He hecho muchas cosas antes de jubilarme. Me gustaría conseguir un trabajito, tener un ingreso más, aunque no sea gran cosa, pero estar en ¡ACTIVIDAD!".*

En relación a las dificultades económicas generadas por las jubilaciones magras, también dicen:

---

[9] TRIVIÑO, Z., SANHUEZA, O., "Teoría y modelos relacionados con calidad de vida en cáncer y enfermería", *Aquichán*, nº 1, vol. 5, Colombia, 2005, pág. 25.
[10] YUNI. J., "Intereses, necesidades y motivaciones educativas de los adultos mayores", *Especialidad virtual en Gerontología*, Universidad Nacional de Maimónides, Buenos Aires, 2008, Cap. 9, pág. 4, [obra inédita].
[11] Ibidem. pág.4.

> "LI: –... tengo una jubilación con lo que pago el alquiler y todo lo demás y no me alcanza para llegar a fin de mes".
>
> "VI: –Yo he viajado antes, cuando estaba en actividad, pero hace años, antes de jubilarme, cuando podía, porque tenía dinero".

Estos problemas que trae la jubilación, junto con los servicios de salud que se restringen, los lugares de recreación y ocio que son también puestos en segundo lugar y el debilitamiento de las redes sociales, dan sentido a esta vulnerabilidad[12].

> "VI: –... porque es una edad, que de los 60 para arriba, es muy difícil relacionarse... el grande, que está jubilado, que los hijos están grandes, cuesta empezar una nueva relación con una amiga nueva, con una persona nueva. Como que es más difícil relacionarse, entre más años más difícil".
>
> "LI: –Yo pensaba, cuando me jubile voy a estar re-bien, porque si no tengo pareja, ni hijos, me voy a dedicar a viajar, que antes viajaba siempre, porque por lo menos una vez al año me tomaba mis vacaciones, me iba a viajar, manejaba buena plata y ahora que tengo el tiempo para hacerlo no lo puedo hacer porque no tengo el dinero".
>
> "IN: – Sí... no es linda esta etapa... De joven pensaba: cuando me jubile voy a hacer esto y aquello... pero es muy difícil... siento que la sociedad te margina".

La viudez, como evento de crisis, es valorada también como una nueva oportunidad y en algunos casos, significó la liberación.

> "NA: –Soy casada en segundas nupcias y tengo cuatro hijos de mi primer matrimonio, del cual quedé viuda hace 12 años".
>
> "VI: –... quedé viuda... para mí se me abrió la puerta –y se sonríe– de la libertad... dejé el barrio que nunca me había gustado y me vine a vivir al centro... los comienzos para mí... fueron en el momento que yo realmente lo necesitaba... empecé a hacer lo que a mí me gustaba".

A pesar de los cambios y desajustes que experimentan las personas, en determinadas momentos de sus vidas, comparten la percepción de afrontar el inicio de otra etapa: la abuelidad, considerada como un evento es vivenciado por los AM como la apertura a un nuevo capítulo, colmado de expectativas, sentimientos y emociones que los motiva a inaugurar otras actividades en sus vidas.

> "IN: –... voy a ser abuela, nace mi primer nieto... Tengo muchas ganas que nazca, dicen que es maravilloso tener un nieto. Eso dicen, que te cambia la vida, eso espero..."
>
> "CA:––... ¡ahora voy a ser abuela de nuevo! porque quedó de sorpresa, está de 3 meses".

Las crisis ocurridas en la mediana edad, "*en la que confluyen los cambios físicos; la necesidad de ajuste de la autoimagen a esos cambios; la tensión que genera la*

---

[12] BERGER, S., "La integración de los adultos mayores: Sus desafíos", *Encuentro de Formadores de Adultos Mayores*, Universidad Nacional de Córdoba, Octubre, 2004, pág. 2.

multiplicidad de roles y el duelo del nido vacío"[13], lleva a las personas a la búsqueda de un aprendizaje que los acerque a ser ellos mismos, "*sintiéndose mejor y buscando recursos para continuar*"[14].

> La necesidad de adaptarse a los cambios producidos por eventos críticos y la insatisfacción emocional que se deriva de esa situación, hacen que las personas sientan que no poseen los recursos de afrontamiento necesarios, para enfrentar y resolver su situación y recurran a apoyos y ayudas externas...[15].

Parafraseando a Yuni, la elaboración de las pérdidas consiste en recuperar las ganancias de lo vivido, para que la persona logre atesorarlo como experiencia positiva.

> "*CA: –se me fueron los chicos a la universidad y me agarró depresión y el Dr. después me dijo: '¿No será la depresión del nido vacío?', porque yo no le decía ni a mi marido, ni a nadie, a nadie, que tenía depresión, que no dormía, estuve tres meses y medio sin dormir...*"
>
> "*AZ: –Nos quedamos solos muy jóvenes, a los 18 años mi hija se fue a estudiar a Córdoba y allá se quedó. Con mi esposa tuvimos que volver a reorganizarnos*".
>
> "*VE: –Nos quedamos solos mucho tiempo porque cuando nuestro hijo terminó el secundario se fue a estudiar a Córdoba, y allí estuvo viviendo hasta hace poco con su familia. Por eso ahora disfruto mucho de mis nietas, ya que las tengo más cerca...*"

En cambio para (VI) el duelo del nido vacío supone un afrontamiento negativo; ella lo expresa de esta manera: "*–No, no. Yo he viajado antes, cuando estaba en actividad, ahora para ir tengo que esperar que ella me de todo –se refiere a su hija, la que está en Canadá–; y yo soy demasiado orgullosa para aceptarlo –hay una mezcla de dolor y enojo en su voz–; Si, se nota que mucho interés no tiene, porque si ella tiene tan poco interés en mí; no, no puedo aceptar una cosa así, no, no me la aguantaría, no estoy acostumbrada a eso... Se ve que como madre he fracasado, porque yo creí que hacía lo mejor; yo le di lo mejor que pude, se ve que no fue –ella hace un silencio–; porque si está tan alejada esta chica, que es lo único que tengo...*"

Los seres humanos tienen una percepción idealizada de los procesos vitales y de la salud, y comparan sus experiencias con el ideal y con las de otros. Aunque la experiencia de cada persona con la pérdida es única, existen características comunes y previsibles acerca de lo experimentado.

---

[13] YUNI. J., "Intereses, necesidades y...", Op. Cit., pág. 30.
[14] Ibidem, pág. 30.
[15] Ibidem, pág. 31.

Todo proceso de duelo consiste en una tarea que realiza el Yo de manera consciente e inconsciente ante la pérdida de un objeto, las fantasías ligadas al mismo y las partes del Yo incluidas en ese objeto; ante la misma –el Yo– pone en marcha dos tendencias: una que la rechaza y otra que busca liberarse de la tendencia negadora de la dolorosa realidad[16].

> La crisis de la mediana edad se caracteriza por la convergencia y simultaneidad de eventos críticos de orden biológico, psicológico y social. Es esta irrupción de múltiples eventos lo que genera la sensación de desestabilización y desestructuración personal. El sujeto que transita la crisis percibe a su Yo amenazado y a su identidad personal a punto de desintegrarse[17].

"FU: –La pérdida más grande fue cuando murieron mis padres, eso no lo pude superar, tuve que ir a un psicólogo; no me afectó así cuando murió mi marido. Yo no dormía de noche…"

"RO: –… actualmente siento la falta de mis padres y hermanos, ya que los perdí a todos y no tengo mas familiares en el país".

"LI: –Mis padres ya están fallecidos, primero murió mi papá siendo muy joven, así que me quedé sola con mi mamá, porque mis hermanos se fueron… Hace unos años murió mi madre".

Fernández Mouján cita, en su texto, a Bowlby quien describe tres fases en todo duelo: un período de protesta, en el que el Yo trata de recuperar el objeto, se queja de lo acontecido y se muestra irritable y decepcionado; una segunda fase, en la cual acepta la pérdida, se muestra desorientado y desorganizado y emergen sentimientos de desesperación; y una tercera fase, el momento de separación, en el que el Yo acepta deprimirse e iniciar nuevos vínculos –el sentimiento es de resignación[18].

El debilitamiento de las redes sociales, sobre todo el de la familia, expone al AM a una situación de pérdida y de dolor.

"VI: –… ahora estoy muy sola, porque la que se fue, hace más de 30 años que se fue, es como que –y hace un espacio– *se olvidó de la familia; la familia que vendría a ser yo"* –esto último lo dice con voz triste–.

Yuni habla de las pérdidas como un proceso en el que el AM utiliza la memoria de corto plazo valiéndose de dos funciones: una es la nostalgia con la que, para recordar, se vuelve al pasado en un plan de llorar lo que se ha perdido; esto es pensar la vejez como un período de pérdida. La otra,

---

[16] FERNÁNDEZ MOUJAN, O., *Abordaje teórico y clínico del adolescente*, 1ª edición, Buenos Aires, Nueva visión, 1986, pág. 65.
[17] YUNI, J., "Intereses, necesidades y motivaciones educativas de los adultos mayores…", Op. Cit., pág. 29.
[18] FERNÁNDEZ MOUJAN, O., *Abordaje teórico y clínico…*, Op. Cit., pág. 67.

(...) es lo que se llama la reminiscencia, que es recordar placenteramente. En el acto de evocación, se vuelve al pasado, pero para confirmar que eso efectivamente ocurrió, que es algo que le ha permitido llegar a ser lo que es; es decir, volver para atrás en un plan, no lloroso, sino celebratorio, confirmatorio; tal como dice la canción: 'gracias a la vida que me ha dado tanto...'[19].

"*VE: –estoy muy agradecida por la vida que me tocó vivir*".

"*VI: –Estos 10 años, para mí son un regalo de Dios, un regalo de la vida*".

El sentimiento de pérdida también puede ser vivenciado por una persona al ser desvinculado definitivamente de su trabajo.

"*LI: –...del trabajo en el que estuve veintiséis años, ¡me echaron! y sin decirme porque –aquí se percibe dolor y bronca en su voz–; esa es una de las cosa que tengo aquí atravesadas –y se señala el cuello. Recuerda todo lo que hizo por la institución, enojada por lo mal que se portó con ella el sindicato; cuenta que la engañaron junto a sus compañeros despedidos y no le pagaron lo que legalmente le debían; se percibe una gran desilusión por ese lugar que ella consideraba su segundo hogar y parte importante de su vida–; y bueno, acá estamos –y se ríe– sobreviviendo, como dice la canción*".

No siempre el despido es visto como una pérdida; para un AM aparece como un acontecimiento positivo y constructivo, generador de oportunidades.

"*AZ: –De grande me echaron –se ríe– por reducción de personal y cambié totalmente de ser administrativo me fui a trabajar al campo... trabajar en la tierra es muy lindo...*"

Se identifican, también, eventos situacionales a partir de experiencias que los sujetos reconocen como significativas en un momento de su vida que, al recordarlas, las califican o describen como sucesos importantes que inauguran nuevos rumbos. Entre ellos se pueden encontrar los cambios de escenarios laborales como desafíos a la rutina, los viajes y las crisis socioeconómicas familiares.

"*AZ: –Yo siempre fui administrativo, nunca me echaron –hace un silencio y sonríe–; excepto una vez, pero yo siempre renunciaba... Los cambios son importantísimos, porque son desafíos, igual que las crisis, de las cuales algo rescatamos*".

"*CE: –me sentí gratificado, porque gané una beca, me fui a Italia, estuve un tiempo largo... pero previo había ido a Cuba, estuve como un año allá...*"

"*RO: –me gusta mucho viajar... He hecho muchos viajes con mis amigas y con los integrantes del coro del Centro Vasco.*"

"*LI: –...antes viajaba siempre, porque por lo menos una vez al año me tomaba mis vacaciones, me iba a viajar...*"

---

[19] YUNI, J., "El Aprendizaje y el cuidado...", Op. Cit.

> "VI: –... la nieta de Canadá vino un año, porque quería conocer las cataratas... viajamos juntas... y fue el viaje más lindo que hice en mi vida, a pesar de que no nos conocíamos, esa diferencia tan grande de edad, bueno, como compañera de viaje excelente, ¡excelente!... fue muy lindo ese viaje, porque fuimos muy buenas compañeras, bueno tal vez haya sido el único viaje que yo hice con familiares y no con grupos, a veces desconocidos... He ido a Mendoza a cantar... a Tucumán... lo único que no conozco de Argentina es Formosa. De afuera conozco Uruguay, Canadá y EE.UU.".
>
> "NA: –Viajé a Europa cuando todavía estaba en actividad como docente, fui con mi esposo. El inglés me sirvió mucho para manejarme en los distintos países que visitamos. Viajé en varias oportunidades a Bariloche..."
>
> "AZ: –... he tenido la posibilidad de viajar mucho, gracias a Dios... estudié idioma para entender algo de lo que me dicen y poder responder a los requerimientos del momento... He ido a Israel... A nosotros –refiriéndose a su esposa– nos encanta viajar... últimamente fuimos a un crucero por Europa..."
>
> "LI: –... entonces son un montón de cosas que se te juntan y no sabes para que lado escapar y le buscas las soluciones y no están. Con mi hermana yo ya no sé que solución buscarle, yo cada vez que la veo me hace mal, está sin laburo, está indigente, está de todo y tiene una capacidad terrible, porque tiene un título de periodista, es comunicadora social y verla así... ¿Cómo hago? Si la dejo de lado me sentiría muy mal... no, no puedo... –hace una expresión de angustia–; yo deje de estudiar para pagarle la carrera a ella y verla destruida como está, no, no entiendo, me mata".

En cambio se puede definir a las "crisis accidentales o a los eventos accidentales" como los sucesos imprevistos que inscriben a los sujetos como seres vulnerados, en donde se implican todas las dimensiones de desarrollo[20].

Tanto la amenaza de la muerte como la enfermedad son considerados eventos accidentales, producen crisis, las cuales ocasionan que la incertidumbre invada aspectos en la vida de las personas.

> Lo ideal sería que, en condiciones de incertidumbre crónica, la persona pasase gradualmente de una evaluación negativa de la incertidumbre a la adopción de un nuevo modo de ver la vida que acepte ésta como parte de la realidad. Por consiguiente, la incertidumbre, sobre todo en enfermedades crónicas y en enfermedades potencialmente letales, puede conducir a un nuevo nivel de organización y a una nueva representación de la vida, incorporando la madurez y el cambio que se puede adquirir a raíz de situaciones de incertidumbre[21].

Así lo evidencian las voces de nuestros AM:

---

[20] Ibidem.
[21] MARRINER TOMEY, A. y ALLIGOOD, M., *Modelos y teorías...*, Op. Cit., pág. 633.

> "AZ: –En esa etapa primera de mi vida yo estaba estudiando en Córdoba y me aparece una enfermedad crónica que eso cambia todo mi ser, mis conductas, mis planes, mi manera de actuar, mi expectativa de vida, comienza a partir de ahí... una pendiente declinante donde cada vez más me hostiga la enfermedad. En esos años no existían las drogas para el tratamiento..."
>
> "VI: –Ustedes me ven, aparentemente muy bien y estoy pasando por un problema muy serio con la vista... que no veo. Y ahora, claro, estoy entrando en otra... Mm., en un bajón... Un bajón final, diríamos, porque tengo 83 años".
>
> "LI: –A mi me tuvieron que operar de matriz sin mi consentimiento, yo no quería saber nada... el médico estuvo seis meses para convencerme, me dijo que no había otra que sacarla... Me operaron y me compuse enseguida de esa intervención, en realidad, yo no era que no me dejaba operar porque tuviera miedo, gracias a Dios no le tengo miedo a nada... La cuestión es que como estuve bien enseguida, me olvidé, lo tiré muy adentro, yo no quería sacar la matriz, ya está me olvidé, pero no lo tiré porque es contraria a mi... y el psicólogo... me ayudó... Además tengo problemas económicos, familiares, ahora mi cuñada que tiene cáncer, entonces son un montón de cosas que se te juntan y no sabes para que lado escapar y le buscas las soluciones y no están. Con el cáncer de mi cuñada, ya buscará ella, mi hermano, los médicos una solución, yo puedo servirle como compañía..."
>
> "VE: –Mi marido tuvo una hemorragia cerebral y el médico le prohibió realizar actividades que le impliquen estrés..."
>
> "CA: –Pero ahora mi mamá tiene 88 años, no ve bien, la tienen que operar de cataratas y yo vivo más con ella que con mi marido, estoy más con ella que en mi casa".

Cuando se produce la muerte de un hijo o un nieto, la situación de duelo es diferente ya que se inscribe como un evento accidental:

> "VI: –Bueno... Hace como treinta años que vivo sola, pero tengo dos hijas, una vive en el extranjero (Canadá) y la otra vivía en Bs. As., porque no está más, ¡pobrecita!, murió; así que ahora estoy muy sola... tuvo una vida corta esa hija, pero la vivió intensamente".
>
> "CA: –Pero ¡la pasamos! –Nos cuenta de su sufrimiento–. Perdimos un nieto, al mayor le falleció el primer hijo, porque le dejaron pasar el embarazo a mi nuera..."

"*Los no eventos son los acontecimientos y situaciones de la vida que limitaron o impidieron la concreción de los proyectos*"[22].

Hay metas y necesidades del ser humano que se mantienen a través del tiempo y de los eventos vitales propios del proceso de desarrollo. Asimismo, revelan el papel que tienen los factores sociales y culturales como inhibidores o posibilitadores de sueños y anhelos de las personas.

---

[22] YUNI, J., El Aprendizaje y el cuidado de la salud del AM. Un enfoque Psicopedagógico y Cualitativo"..., Op. Cit.

> "VI: –Mi sueño sería ir a Suiza, porque mi abuela era suiza, pero me parece que no voy a llegar…

Las vivencias que recuperan sentimientos relacionados a situaciones personales, en algunos casos se presentan como interrogantes significativos en sus proyectos de vida, porque generan la incertidumbre de lo que pudo ser:

> "VI: –Y veo en la tele, en las novelas, que siempre ¡Che! no vaya a ser cosa que te pase algo, que tengas que llorar, que siempre tenés un hombre para eso; yo ¡jamás lo tuve!; en los 83 años jamás lo tuve, ¿dónde está? ¿De qué país soy? que no tengo el hombre".

> "LI: –Sí, yo había proyectado mi vida, tener mi familia propia, mis hijos y cuando tuve oportunidad de casarme no quise, porque no estaba realmente enamorada de mi primer novio… Mi sueño era tener una familia"

> "VE: –Después de varios intentos, pude quedar embarazada del único hijo que tengo, ya que no pude tener más".

Otras situaciones reflejan condicionantes socioculturales que limitaron la concreción de metas personales y esperables según la etapa de vida.

> "IN: –Intenté realizar la licenciatura en letras pero no pude continuar por problemas económicos… La idea era formar como un salón de té para discutir de Filosofía, no de libros sino de la vida de todos los días, pero no logramos juntarnos; había otros interesados pero no logramos empezar. Pero es un sueño… "

> "VE: –No pude seguir estudiando, porque para eso me tenía que venir a Villa María y a mi padre no le parecía bien; ya que era muy lejos para venir sola…

> "CA: –Pero por la tradición de mi familia, al ser hija única y la más pequeña de las nietas, no me dejaron estudiar, que era lo que yo más quería" –hace una expresión de pesar–.

En uno de nuestros AM, las distintas circunstancias de la vida limitaron la relación con su hija, así lo manifiesta:

> "VI: –La madre es psicóloga –se ríe–; pero es esa que no me viene a ver –se refiere a su hija mayor, la que no ve, la que no viene a visitarla–… Según ella me acusa de que soy severa, bueno, ¡a mí me criaron así! ¿Si uno tuviera la guía de cómo ser madre?… pero tampoco tengo relación con las nietas, porque no las tengo, no las veo, no las he criado… " Este evento marcador en su vida, se transforma en un no evento ante la pérdida de los vínculos familiares.

El recorrido por los relatos de vida permitió reconocer indicios en diferentes momentos del pasado, que fueron posibilitadores o limitantes presentando una variedad de subjetividades, muchas veces creativas, que se desarrollaron en diversas circunstancias, pero que fueron resignificadas a partir de las potencialidades singulares y de las capacidades transformadoras de los AM entrevistados. Estas historias comparten distintos eventos, no eventos y la necesidad de continuar proyectándose buscando, en algunos casos, estrategias de compensación para la construcción de nuevas redes y vínculos sociales

CAPÍTULO 5

Notas sobre procesos de reflexividad en los proyectos de vida de los AM

La sociedad ha experimentado intensos cambios estructurales, impregnando la vida cotidiana de las personas; se observan, por un lado, nuevos recursos tecnológicos que ingresan formatos diferentes en la producción, comunicación y acopio de conocimientos modificando las representaciones sobre la relación saber-experiencia-adulto mayor; y por otro lado, lógicas de intercambio culturales que profundizan escenarios de exclusión para los AM.

Los protagonistas de este estudio inventan nuevas maneras de habitar la cotidianidad, descubriendo capacidades autogestivas basadas en procesos reflexivos que reconocen condiciones personales y del entorno, constructores de formas creativas de posicionarse como sujetos socialmente activos, para no perder su esencia e identidad, frente a ese mundo vertiginoso.

> "AZ: –A la gente le asustan los cambios, no tiene el empuje o la valentía, los cambios son desafíos, igual que las crisis, siempre le dejan algo, siempre se rescata algo... no hay que tener miedo a los avances, a los cambios tecnológicos; aparecen tantos cambios que a veces nos parece difícil adaptarnos; si uno es inquieto, tiene que desafiar y vivir intentándolo".

Las diferentes voces nos invitan a sostener la categoría de que sólo adviene proyecto de vida creativo si el AM ha realizado un proceso reflexivo sobre las condiciones sociales, familiares y personales operantes que dan cuenta de los motivos[1] y los sentidos que acompañan el circuito de decisiones sobre la trayectoria que la sociedad convoca u obliga a inaugurar.

> "AZ: –Dedicarse a lo que uno le gustaba de joven hacer, no tenía tiempos para dedicarme porque estaba concentrado en generar recursos para mantener una familia y poder crecer, tener una base, tener algo. Dedicarse a cosas que le faltaron en la vida, disfrutándolo no como una obligación entonces buscamos donde hacerlo".
>
> "IN: –Es muy difícil cuando uno se jubila porque ya no tiene poder o dominio sobre nada, ni en el trabajo, ni con los hijos".

---

[1] SCHUTZ, A., *La construcción significativa del mundo social*, Barcelona, Paidós, 1993.

> "LI: –Yo soy jubilada... pero no me resigno a estar jubilada, a mi me gustaría seguir trabajando en una oficina, armar desarmar, acomodar, yo no me resigno a estar sin laburo."

Este proceso de reflexividad es diferente según las trayectorias e historias de vida. Analizamos, a partir de los relatos y recortes de vivencias, los antecedentes que se relacionan con la inauguración de proyectos creativos y el emergente de un sujeto activo, desafiando muchas veces las representaciones sociales que esperan del AM una vida pasiva, sin protagonismo y sin participación.

> "AZ: –Después de los 50 años, tenemos muchas cosas para hacer, si nos hemos mantenido bien físicamente e intelectualmente tenemos mucho para dar, tenemos experiencia que uno quiere volcar en los demás y no sabemos cómo volcarlas o integra comisiones vecinales, se dedica a la política o se prepara para sí mismo, para sentirse bien, mejor enriquecerse culturalmente y hacer cosas que nunca pensó porque antes no tenía tiempo".

Por reflexividad, entendemos la relación que ciertas realidades son capaces de establecer consigo mismas, por la cual la acción de esas realidades recae, directa o indirectamente, sobre sí mismas, *"en un bucle que resulta, al menos en potencia, productivo y reproductivo de tales realidades"*[2].

Foucault supone la existencia de un individuo con capacidades y posibilidades de acción, el cual, al colocarse en situación de libertad mediante un trabajo reflexivo, puede transformar sus creencias, deseos y afectos y tiene la facultad de generar procesos de acción creadora singular, es decir, puede ser capaz de resistir y revertir las relaciones de dominación[3].

Las construcciones que encontramos van desde la no toma de conciencia y la imposibilidad de un proyecto de vida que se materialice en prácticas creativas y le permitan al AM trascender críticamente su cotidianidad[4], hasta proyectos que dan cuenta de sentidos trascendentales y hasta utópicos de vida.

> "IN: –Cuando me jubilé es como si hubiera dejado de ser... Las expectativas de jubilarse, para hacer lo que uno posterga pero en la realidad uno desaparece".

> "CE: –Yo en mi caso personal a esta altura de mi vida puedo decir que estoy viviendo una tercera vida, no una tercera etapa sino una tercera vida,

---

[2] NAVARRO SUSTAETA, P., "Las dos formas de la reflexividad social humana: reflexividad reflectiva y reflexividad disipativa". Trabajo de Tesis de Licenciatura de Trabajo Social. Universidad de la República, Documento 9, Uruguay, pág.1. Dirección URL: http://www.rau.edu.uy/fcs/dts/Psicologiasocial/d09reflexividad.pdf > [Consulta: 10 de abril de 2010].

[3] HUMBERTO CUBIDES, C., "Política y Subjetividad, experiencia o cuidado de sí y la creación de otros mundos", *Revista de Ciencias Humanas*, UTP, n°7, Colombia, diciembre 2007, pág. 63.

[4] PAMPLIEGA DE QUIROGA, A., *Psicología social y crítica de la vida cotidiana*, Buenos Aires, Ediciones Cinco, 1995, págs. 12-13.

> *físicamente y espiritualmente soy el mismo, pero hay hechos, hay cosas que producen en uno como un clic... donde todo lo anterior es como un recuerdo bastante vívido, pero es como empezar de nuevo".*

Las personas hacen uso de la capacidad reflexiva frente a las relaciones que establecen con los fenómenos sociales y consigo mismo, accediendo al conocimiento del mundo, de las posibilidades y de sus limitaciones. Este proceso convierte a los sujetos en agentes activos de las decisiones que toma y en la capacidad de ejercer modificaciones sobre el mundo y sobre ellos mismos, capacidad muchas veces restringida por diversos factores[5].

> *"CA: –En cambio acá (talleres educativos) yo entro, salgo, tengo muchísimas cosas que hacer, yo antes llevaba todos los papeles, de mi casa, de mi marido, banco, todo. Y ahora tengo los tres hijos casados y bien ubicados y me estoy dedicando a lo que me gusta: inglés y computación. Me alcancé a comprar una computadora y ya estoy con todos igual en google ya estamos todos completos y soy feliz, estoy bien".*
>
> *"VI: –... para mí se me abrió la puerta... –se sonríe– de la libertad, porque empecé a hacer lo que a mí me gustaba, porque yo siempre quise levantar mi nivel cultural".*
>
> *"AZ: –Cuando llega a la edad adulta le cambia la rutina, no sabe disfrutar del ocio, sigue estudiando, enfrentar nuevos desafíos, cosas que se dan cuenta de que le faltaron en su vida, hacerlas pero disfrutándolo no como obligación".*
>
> *"NA: –El PEUAM es una gran cosa ya que allí los adultos mayores tienen un espacio para seguir activos en la vida y realizar sus proyectos que cuando no estaban jubilados no podían llevar a cabo por sus rutinas diarias de trabajo y obligaciones como miembros de una familia".*

Los espacios educativos ofrecen la posibilidad de que los AM participen en diferentes actividades culturales y decidan qué hacer con el tiempo activo que queda en el momento de la jubilación, ese tiempo que antes se destinaba al trabajo. La vivencia de un tiempo con tareas no obligatorias, un tiempo para hacer cosas que quedaron pendientes, en el cual ingresan los intereses, *"yo vengo porque me gusta la literatura"*; las viejas pasiones *"el micrófono me atraía. Cantaba en fiestas pero nunca lo había hecho encarado organizadamente"*; los deseos de expresarse *"descubrí que como la música (la literatura) me permite expresarme"*; los sueños *"La idea era formar como un salón de té para discutir de filosofía, no de libros sino de la vida de todos los días"*; o descubrir nuevas capacidades *"Descubrí en el taller literario que escribo muy bien y no lo sabía"*.

---

[5] ALBERTÍN CARBÓ, P., "Condiciones psicosociales para una práctica reflexiva. El diario de campo como herramienta", *Revista de Enseñanza Universitaria*, nº 30, Facultad de Ciencias de la Educación y Psicología, Universidad de Girona, España, 2007, pág. 7.

La reflexividad implica auto-reflexión, como la capacidad para considerar la acción propia como objeto analítico en el relato particular que la persona ha construido sobre sí mismo, por lo tanto implica generar estrategias de conocimiento sobre las condiciones del entorno social y sobre las propias posibilidades y dificultades, como un intento de adaptarse críticamente a las particularidades de la cotidianidad[6].

> "NE: –Triste debe ser la persona que llega a la tercera edad sin tener un hobby o algo para hacer, porque los hijos se van y nos quedamos solos... yo tengo que hacer la mía, si yo no tengo mis cosas, no van a venir ellos a entretenerme a mí... porque muchas veces cuesta animarse, está bien depende a veces del nivel de conocimiento y del cultural, por ejemplo mi madre no tiene el conocimiento que tengo yo, porque ella no llegó ni a terminar la primaria y siempre estuvo abocada a la crianza de los hijos y la mujer no trabajaba fuera de la casa, como ocurre ahora".
>
> "OC: –Muchas veces como en el caso mío, medio sordo, que no escucho, con los dedos duros –y se ríe– otra enfermedad no tengo, pero todo es producto de la vejez... y uno va decayendo, pero lo que nunca va a decaer es esto de la parte mental, salvo que me enferme, pero que yo me vaya a dormir... –refiriéndose a esto de dejar de hacer cosas–; no, no".

(OC) y (NE) al analizar sus proyectos de vida reconocen nuevos escenarios sociales y culturales y las notas que adquiere la vejez como etapa de vida con potencialidades para seguir participando activamente de las propuestas sociales. En el caso de (NE), reconoce tener un hobby o algo para hacer como forma de entretenimiento y describe las diferencias de épocas (la de él y la de su madre) en relación a los conocimientos formales y la necesidad de alcanzar diferentes niveles culturales para seguir siendo parte del juego que la sociedad como estructura les propone.

> "CE: –bueno eso (viajar) también me sirvió de mucho, me sirvió, porque me permitió conocer una culturas distinta y ponerme a prueba de mi alejamiento con la familia y el medio y eso tenía mucho valor para mí... ¡pucha! si yo no lo hubiera hecho, ¿qué sería de mí?... Así que como juicio crítico, muy fuerte, que yo tengo siempre, muy presente, entonces, eso es una cosa que no me quedé con las ganas".
>
> "OC: –A mi edad al cerebro hay que mantenerlo activo, yo tengo ochenta y dos años, sino yo estaría sentado en una silla y de ahí a la cama, es decir uno necesita eso para mantenerse vivo, y ojala esto se diera a conocer más, porque mucha gente está en su casa sentado en la vereda mirando pasar los autos, ¿me puede decir que puede hacer ese hombre? ¿En qué va a terminar?".
>
> "RO: –Espero seguir activa como hasta ahora y poder hacer lo que me gusta sin depender de nadie –vuelve a repetir que no entiende a la gente

---

[6] Ibidem, pág. 8

que llega a viejo y se queda sin hacer nada–; *están todo el día sentados frente al televisor sin hacer nada productivo de su vida, no tienen iniciativa de nada, no los entiendo"*.

Los conocimientos que articularon proyectos de vida creativos, en el caso de (CE), (OC) y (RO), están relacionados con experiencias referidas a sí mismos. (CE) necesitó alejarse de su familia y su entorno para ponerse a prueba, para conocer o descubrir sus potencialidades ante un evento crítico (la enfermedad). (OC), en cambio, reconoce la necesidad de continuar con actividades sociales y educativas para activar funciones que se van opacando a medida que se dejan o abandonan. (RO) teme a la dependencia y a la no productividad en la vida *"se debe ocupar la vida y dejar algo en la vida"*.

"AZ: –Siempre tenemos oportunidades, siempre tenemos condiciones vamos a tener una chance no tendría vergüenza si tengo condiciones. Pero hay que saberlas aprovechar a las oportunidades, hay que prepararse para las oportunidades. No tener vergüenza, sentir que uno tiene condiciones".

En cambio, (AZ) registra el advenimiento de nuevas posibilidades si el adulto mayor reconoce las oportunidades y está en condiciones *"hay que estar bien física y psicológicamente preparado para enfrentar el tiempo después de la jubilación"*. En este caso, la articulación de las condiciones sociales y particulares corre por cuenta de las oportunidades que se le presentan al adulto mayor, y de la necesaria relación que se pueda establecer a partir de si está preparado para reconocerlas o aprovecharlas. (AZ) ingresa la idea de lo azaroso y circunstancial de los acontecimientos de la vida y de los proyectos que se puedan inaugurar, pero a su vez, reconoce la necesidad de procesos reflexivos y de responsabilidad del sujeto para tomar o dejar que pasen *"Las personas que hacen cosas para sentirse bien, hacen bien a la sociedad* (se emociona)*"*.

Desde la perspectiva del *Cuidado de Sí*, los individuos se constituyen como producto de la correlación entre los procesos de individualización y los de totalización homogeneizadora, correlación por la cual son el resultado, o el *pliegue*, de las dinámicas de subjetivación y las de sujeción, motivo por el cual se sienten, simultáneamente, ciudadanos autogobernados y miembros de un colectivo gobernado por otros[7].

¿Qué situaciones y experiencias se articularon para inaugurar proyectos de vida creativos en los AM entrevistados?

Para comprender las características de la formación de los proyectos de vida D' Angelo Hernández retoma la noción de "situación social de desarrollo", que comprendería la relación entre la posición que se ocupa en el sistema de

---

[7] HUMBERTO CUBIDES, C., "Política y subjetividad...", Op. Cit., pág. 62.

las relaciones sociales accesibles (posición externa) y la posición interna del individuo, en cada etapa[8].

Para estos autores,

> La construcción de los proyectos de vida supone la superación positiva de conflictos cotidianos, de situaciones de crisis personal y social inherentes al movimiento mismo de la vida y su dinámica... requiere una evaluación constante de los sucesos vitales y de la toma de decisiones en el quehacer cotidiano de la persona, lo que fundamenta la necesidad de un alto nivel de funcionamiento reflexivo y creador[9].

> *"CE: –A partir de allí conjuntamente me aparece el tema del arte, de una manera que uno no sabe si yo me acerque al arte o el arte se acerco a mi, y yo lo tome de un comienzo como un salvavidas, porque yo notaba que mientras pintaba o hacía escultura, conseguía tal abstracción que todo el resto de lo que pasaba en el mundo no me importaba, y no tenia más dolores ni molestias, además la autoestima se iba elevando porque yo no podía creer lo que había acabado de hacer".*
> *"NE: –Después estará en el interés de cada persona en venir acá o no, depende del nivel cultural y de su conocimiento a alguno le gustará el tango, pintura, literatura, de acuerdo a su voluntad y a sus ganas; de ahí también depende el darnos a conocer".*
> *"OC: –Esto que hago es necesario, porque sino entraría en apatía y eso no quiero. Esto es como vivir nuevamente y más que todo lo mantiene a uno vivo y en relación, en convivencia, saber convivir y estar con la nueva gente, tratar con respeto, ser buen compañero y no vivir como un ermitaño".*

Cada sujeto construye su propia trayectoria de vida a partir de las interpretaciones, de los intereses y motivaciones. La sociedad ofrece un conjunto de significados que se organizan en formas culturales-históricas de habitar el mundo o el sentido común de vivir, pero las formas que toma la vida particular de cada persona, van a depender del conjunto de experiencias a lo largo de su biografía. Para Schütz, *"los sujetos que viven en el mundo social están determinados por su biografía y por sus experiencias inmediatas, de modo que cada individuo se sitúa en un determinado lugar en el mundo, y su experiencia es única e irrepetible"*[10].

---

[8] D'ANGELO HERNANDEZ, O., "Proyecto de vida...", Op. Cit., pág. 274.
[9] Ibidem, pág. 275.
[10] RIZO, M., "Exploración conceptual de la psicología social y la sociología fenomenológica en la construcción de la comunicología. Repaso histórico y perspectivas hacia el futuro", *Razón y Palabra*, nº 61, México, febrero de 2010, Dirección URL: http://www.razonypalabra.org.mx/n61/mrizo.html> [Consulta: 20 de abril de 2010].

Las historias de vida, reconstrucción de antecedentes para descubrir procesos reflexivos que inauguran proyectos creativos

El Síndrome del Nido Vacío… "¡¡¡a mi no!!!" (CA)

El nieto le pregunta a su abuelo: *"¿Por qué la abuela sale tanto?"* Y le contesta: *"Lo que pasa es que la abuela estudia ahora, va a la universidad".*

"Estudié taquigrafía cuando era muy joven… pero por la tradición de mi familia, al ser hija única y la más pequeña de las nietas, no me dejaron estudiar, que era lo que yo más quería. Me fui de casa a los 14, lo conocí a mi marido a los 15 y a los 17 me casé… me fui a vivir al campo donde no había nada… tuve tres hijos. Cuando se me fueron los chicos a la universidad me agarró depresión y el doctor después me dijo: "¿No será la depresión del nido vació?".

Ahora *"mi mamá tiene 88 años, no ve bien, la tienen que operar de cataratas y yo vivo más con ella que con mi marido, estoy más con ella que en mi casa…"*

En el campo *"me sentía sola, mi marido trabajaba todo el día, en cambio acá yo entro, salgo, tengo muchísimas cosas que hacer, antes llevaba todos los papeles, de mi casa, de mi marido, banco, todo. Ahora tengo los tres hijos casados y bien ubicados, me estoy dedicando a lo que me gusta: inglés y computación. Me alcancé a comprar una computadora y ya estoy con todos igual en google ya estamos todos completos y soy feliz".*

En el caso de (CA) la situación familiar de tener que cuidar de su mamá, le permite reencontrarse en un espacio cotidiano diferente (ciudad) del campo, en el cual se sentía sola y aislada, *"en realidad yo quiero venirme, porque hace 4 años que le vengo diciendo* –se refiere al esposo– *¿por qué no nos vamos a vivir a la ciudad?… yo me había venido abajo".* Además de estos cambios en su rutina, descubre la posibilidad de aprender lo que le gusta y desarrollar actividades, que antes estaban condicionadas por el contexto socio-histórico (tradición familiar) y por las decisiones de su esposo *"Pero yo hace del año '89 que le digo llevame a aprender inglés".*

Cazador de oportunidades… "Hay que prepararse para las oportunidades." (AZ)

"Resulta que, la gente, después de los 50 años, tiene mucha vida por delante, los hombres nos jubilamos a los 65, pero si nos hemos mantenido bien físicamente e intelectualmente tenemos mucho para dar. Tenemos experiencia que uno quiere

volcar en los demás, pero que no sabe como hacerlo o integra comisiones de clubes, de centros vecinales, se dedica a la política, inclusive, o se prepara para si mismo, para sentirse bien, enriquecerse culturalmente y hacer cosas que nunca pensó que podía haberlas hecho, porque antes no tenía tiempo.

Siempre tenemos oportunidades, pero hay que saberlas aprovechar, hay que prepararse para las oportunidades. No tener vergüenza, sentir que uno tiene condiciones. Por ejemplo, los alumnos de diseño, de la Universidad andaban buscando actores, hasta los 60 años, yo me presenté igual y les dije: 'tengo 70 años pero denme una oportunidad', y me preguntaron si había hecho teatro y yo les dije que sabia de escenarios, que había hecho teatro, pero no profesionalmente y me seleccionaron y estoy en la película que ellos hicieron. Por eso uno nunca sabe donde surgen cosas y no hay que dejarlas pasar, hay que aprovecharlas.

Lo mío era medio raro, a mí me gustaba siempre luchar por un ideal y hacer crecer algo y cuando llegaba a la cima, veía los resultados y cuando ya podía estar cómodo ganando un buen sueldo, yo renunciaba y comenzaba con otra cosa nueva –acá se ríe con toda las ganas–. Ya de grande me echaron, por reducción de personal y cambié totalmente de ser administrativo me fui a trabajar al campo. Tuve la suerte de cambiar muchas veces de trabajo... tuve unos jefes espectaculares, pero yo cambiaba muy seguido de trabajo, no me gusta mucho la rutina.

No volvería a estar en lugares de trabajo donde no te den un espacio para crecer, por ejemplo, trabajar para el Estado por los vicios de esos lugares, uno llega hace lo mismo y si uno lo hace diferente te empiezan a mirar raro.

Tuve la suerte de que mi esposa me aceptó loco como soy y prácticamente ella es la que mantuvo la parte económica de la familia, que si no hubiera sido un desastre –y se ríe–".

(AZ) reconoce como potencial de su proyecto, las diferentes oportunidades que se le presentaron en el transcurso de su vida, la percepción de apoyo familiar, la búsqueda permanente de nuevos escenarios laborales, sociales y culturales, acompañados por condiciones personales de superación y de apertura a los desafíos. Cuando se presenta a un casting de actores *"Tengo 70 años pero denme una oportunidad"*. A diferencia de otros adultos mayores, para él la jubilación representa una oportunidad más, para la que hay que estar preparado, ya que inaugura la vivencia de un tiempo sin obligaciones, para el disfrute del tiempo libre y los ideales postergados.

Ante la incertidumbre de la enfermedad…
"me tropecé con el arte"… (CE)

"A esta altura de mi vida comienzo a decir que estoy viviendo una tercera vida, no una tercera etapa, sino una tercera vida, o sea, no escapa a mí de que, en realidad, he vivido una sola vida, cronológicamente soy el mismo, físicamente y espiritualmente, pero hay hechos, hay cosas que producen en uno como un clic, en donde hay, por no decir una fractura, porque eso sería como desarticularlo a uno y uno no es así. Yo ceo que hay como un clic, una primer etapa en mi vida que dura hasta los veinte años, luego de los veinte hasta los sesenta y ahora comienza una nueva vida, donde todo lo anterior es como un recuerdo bastante vívido, pero que es como empezar de nuevo esto, no es la continuación de lo otro, es como un inicio.

Yo estaba estudiando en […] y me aparece una enfermedad crónica, que eso cambia todo mi ser, mis conductas, mis planes, mi manera de actuar, mis expectativas de vida… una enfermedad… auto-inmunológica. Pero eso no me impidió recibirme, yo soy abogado, ni tampoco a ejercer la profesión; después llegaron los efectos malos de mi enfermedad. Eso hizo que me retirase de la profesión y ahí sí se produjo una crisis muy grande en mí, porque es como un aislamiento que comienzo a tener, una cantidad de cosas que se van dando; digo yo que es como una tormenta, una crisis catastrófica.

A partir de allí conjuntamente me aparece el tema del arte, de una manera que uno no sabe si yo me acerque al arte o el arte se acerco a mi, y yo lo tome de un comienzo como un salvavidas, porque yo notaba que mientras pintaba o hacía escultura, conseguía tal abstracción que todo el resto de lo que pasaba en el mundo no me importaba, y no tenía más dolores ni molestias, además la autoestima se iba elevando porque yo no podía creer lo que había acabado de hacer.

Y ¿qué es lo que veo yo acá?, algo lindo, en las escuelas de arte que yo fui me quedé maravillado, no obstante que había muchas cosas que eran hostiles a mí, comencé acá en un taller, pero como después me había decidido ya iniciadas las clases, no me admitieron acá, cosa que es contradictorio eso, porque una escuela de arte tiene que ser lo más abierto que vos puedas, yo he visto criticar profesoras a una niña que era muy capaz. Así que por eso fui a la escuela de […], ahí me atendió la directora que, con unos pocos minutos que me escuchó y que yo la escuché a ella, yo pienso que ella habrá pensado, mira si éste no tiene uñas para guitarra o que se yo, ya está… pero lo lindo y lo valioso que yo rescato de ella y que cuando la veo se lo digo, es que ella me dio la oportunidad; pero qué pasaba, yo tenía treinta y pico de años y me mandaron a un curso donde los demás eran todos adolescentes, aparte era el único varón.

Después me sentí gratificado, porque gané una beca, me fui a Italia, estuve un tiempo largo allá, hice muestras allá también, así que eso fue muy bueno, pero previo había ido a [...] por el tema de la enfermedad, era cuando había tocado fondo... y bueno eso también me sirvió de mucho, me sirvió, porque me permitió conocer unas culturas distintas y ponerme a prueba de mi alejamiento con la familia y el medio".

Ante la incertidumbre de una enfermedad crónica, (CE) va tomando decisiones que le permiten progresivamente sortear dificultades físicas y psíquicas: *"una pendiente declinante, donde cada vez más me hostiga la enfermedad... que en lugar de estar a tu defensa está agrediéndote constantemente".* Si bien reconoce el encuentro con el arte como una de sus mejores oportunidades para abstraerse de la realidad que se le presenta como dolorosa, *"Entonces a partir de allí comencé a sentir que reflotaba y después me sentí gratificado",* proyecta realizarlo profesionalmente, quizá por su experiencia educativa. En la búsqueda de estos saberes, recurre a instituciones formales en las que reconoce vivencias diferentes. En estos encuentros y desencuentros rescata y descarta relaciones sociales significativas, las que percibe, en algunos casos como de gran apoyo: *"pero lo lindo y lo valioso que yo rescato de ella y que cuando la veo se lo digo, es que ella me dio la oportunidad"* y, en otros como obstaculizadores *"comencé acá en un taller, pero como después me había decidido ya iniciadas las clases, no me admitieron acá, cosa que es contradictorio, porque una escuela de arte tiene que ser lo más abierto que vos puedas".*

Las corazas de la vida...
"tan espesa, ¡tan espesa!" (LI)

"Yo, tengo el defecto o la virtud, no sé, que soy muy directa y por ser tan frontal he tenido problemas más de una vez, desde que nací me equivoqué. Yo vivo sola. Tengo dos hermanos, una mujer y un varón y soy la mayor. Mis padres ya están fallecidos, primero murió mi papá siendo muy joven, así que me quedé sola con mi mamá, porque mis hermanos se fueron. Cuando nos mandaban a hacer las compras a la esquina, íbamos los tres, yo era la que iba al frente, por ser la mayor, ya de chica era la que manejaba la casa. Entonces ¿qué pasaba? las bofetadas y los retos los recibía siempre yo, así construí la coraza, tan espesa, que para traspasarla –hace gestos y movimientos con las manos–; Mis deseos de pequeña siempre fueron ser bailarina clásica o incursionar en el teatro, en aquella época vivía en un pueblo chico y no había profesores. Descubrí en el taller literario que escribo muy bien y no lo sabía, en la primaria sólo hacía composiciones y de golpe escribo cuentos, poesías y hago narraciones, cuando tengo ganas... y pensar que ahora

estoy media depre, cajoneada. Cuando he ido al psicólogo, me ha dicho que tengo una coraza, tan espesa, ¡tan espesa! que si se juntaran un poco la LI de afuera y la de adentro; que es la verdadera ¡que tipo de mujer que serías!, ¡Porque sos bárbara! Tenés unos sentimientos, una forma de ser, de ver la vida. Pero esa coraza no te deja. Pero yo tengo, claro cuál es mi problema, bueno... hay cosas interiores...

... A mi me tuvieron que operar... sin mi consentimiento, yo no quería saber nada... gracias a Dios no le tengo miedo a nada, me han criado, mis padres sin miedo, guardo el auto sola acá a media cuadra, será porque nunca tuve ningún problema, bueno. La cuestión es que como estuve bien enseguida, me olvidé, lo tiré muy adentro, ya está me olvidé, pero no, ¡no lo tiré! Porque es contraria a mí; y el psicólogo me ayudó a sacar eso, a darme cuenta.

Yo soy jubilada, pero no me resigno a estar jubilada, a mi me gustaría seguir trabajando en una oficina, armar, desarmar, acomodar, yo no me resigno a estar sin laburo. Yo pensaba, cuando me jubile voy a estar re-bien, porque si no tengo pareja, ni hijos, me voy a dedicar a viajar, que antes viajaba siempre, porque por lo menos una vez al año me tomaba mis vacaciones, me iba a viajar, manejaba buena plata y ahora que tengo el tiempo para hacerlo no lo puedo hacer, porque no tengo el dinero.

Del trabajo en el que estuve veintiséis años, ¡me echaron! y sin decirme por qué, esa es una de las cosa que tengo aquí atravesadas –y se señala el cuello. Recuerda todo lo que hizo por la institución, enojada por lo mal que se portó con ella el sindicato–; *y bueno, acá estamos* –y se ríe– *sobreviviendo, como dice la canción.*

Entonces son muchas cosa que te pasan y te dan bronca; a veces pienso, si no soy mala mina, no soy esto, no soy aquello, ¿Entonces? ¿Por qué me pasan tantas cosas? Sí, yo había proyectado mi vida, tener mi familia propia, mis hijos y cuando tuve oportunidad de casarme no quise, porque no estaba realmente enamorada.

Yo tengo bien en claro que no soy vieja y que tengo mucho para dar, tengo mucha capacidad de trabajo. He hecho muchas cosas antes de jubilarme. Me gustaría conseguir un trabajito, tener un ingreso más, aunque no sea gran cosa, pero estar en ¡ACTIVIDAD!"

(LI) fue construyendo diferentes corazas ante los diferentes eventos de la vida que ella percibe como desafortunados: "¿Por qué me pasan tantas cosas?". Ser la mayor de los hermanos, no dar con el compañero de la vida, no poder formar familia, la intervención quirúrgica, el despido laboral, el abandono de algunas amigas. Si bien ella los describe como desencuentros, "para mí es el destino de cada una y por más que le busquemos la vuelta lo podemos ayudar un poco, pero cuando está, está", lo que impide la posibilidad de que perciba su proyecto actual como creativo: "ahora estoy hablando con ustedes riendo y en un rato estoy sentada, pensativa; pero ahora, hace un tiempo, me están pasando muchas cosas" y sigue buscándose en situaciones pasadas, es capaz de continuar dando lucha, lo que la posiciona como una mujer activa socialmente y con muchos sueños: "Yo tengo bien en claro que no soy vieja y que tengo mucho para dar, tengo mucha capacidad de trabajo".

Cuando la soledad inaugura…
"me abrió la puerta de la libertad" (VI)

"Hace como treinta años que vivo sola, pero tengo dos hijas, una vive en el extranjero [...] y la otra vivía en [...], porque no está más, ¡pobrecita!, murió, así que ahora estoy muy sola, porque la que se fue, hace más de 30 años que se fue, es como que –y hace un espacio– se olvido de la familia; la familia que vendría a ser yo.

Yo he viajado, a visitar a mi hija (del extranjero) *antes, cuando estaba en actividad, cuando todavía tenía dinero, ahora para ir tengo que esperar que ella me de todo y yo soy demasiado orgullosa para aceptarlo.*

Cuando era chica, vivía en el campo –muy sola, también–; mis hermanas eran más grandes que yo y después había un montón de varones, así que a la casa siempre iban varones, a mí no me dejaban ir a jugar con los varones y me sentaban a hacer vainillas, ¡Que aburrida! era una cosa ¡horrorosa! Porque bordar, por lo menos le vas poniendo color, pero, ¿una vainilla? Después cuando empecé con la escuela comencé a tener amigas.

Cuando estaba casada, mi hogar y nada más, mi casa y nada más; tenía las hijas, pero en ese tiempo se fueron a estudiar a [...] muy jovencitas y nunca volvieron, una, la que murió era geóloga, se recibió e inmediatamente comenzó a trabajar. Dio la casualidad que quedé viuda, me cambié de casa, deje el barrio que nunca me había gustado y me vine a vivir al centro".

>E: –¿Hace mucho que está viuda?
>
>"VI: –11 años. Bueno para mí se me abrió la puerta –y se sonríe– de la libertad, porque empecé a hacer lo que a mí me gustaba, porque yo siempre quise levantar mi nivel cultural, que no tenía más que el secundario de grande, terminé el secundario a los 50 años. De ahí siempre seguí haciendo algo".

"He viajado, lo único que no conozco de Argentina es Formosa. He viajado, acá en el país, mucho. De afuera conozco Uruguay, Canadá y EEUU. Mi sueño sería ir a Suiza, porque mi abuela era suiza, pero me parece que no voy a llegar.

Lo único que estoy haciendo es coro. No lo puedo dejar, hace tanto que voy ¡ya es parte de mi vida! Estos 10 años, para mi son un regalo de Dios, un regalo de la vida. A mi eso de viajar, esos viajes culturales, es una cosa que siempre me gustó, los tuve ya de grande, un poco tarde, pero los pude hacer."

"Se ve que como madre he fracasado, porque yo creí que hacía lo mejor... yo le di lo mejor que pude, se ve que no fue, porque si esta tan alejada esta chica, que es lo único que tengo, que ahí fracasé"

En este caso, las diferentes pérdidas no se han resuelto; pero la soledad representada como espacios y tiempos vacíos, inicia el encuentro con algunos proyectos guardados en el cajón de la vida.

Ocuparse de la vida...
"se debe ocupar la vida y dejar algo en la vida". (RO)

"Provengo de una familia de artistas –se sonríe– mis padres eran músicos, por lo que yo comencé de muy pequeña con la música y seguí durante toda mi vida con esto, al mismo tiempo que me formé profesionalmente. Formo parte de la comisión de cultura y canto en el coro del Centro Vasco y Polifónico.

Después de jubilada quería mantenerme activa y seguir desarrollando mi condición de artista, el PEUAM, fue el lugar ideal para esto. Yo tengo proyectos para hacer y continuar con mi vida social, me gusta mucho viajar; y me gusta mi independencia. Vivo sola, manejo y me movilizo en mi propio vehículo, llevo a mis amigas y compañeras de curso. No me gustaría depender de nadie y menos de mis hijas. Yo fui siempre de este modo. Sólo espero continuar teniendo salud, como hasta ahora, para seguir disfrutando de mi independencia.

Yo opino que: 'se debe ocupar la vida y dejar algo en la vida'. Por eso estoy en contra de los geriátricos, para mí es un depósito para sacarse los mayores de encima. Mi temor es enfermar y tener que depender de alguien que me cuide, espero llegar a la muerte de forma rápida y no quedar postrada sin poder disfrutar de la vida, como a mí me gusta –seguidamente, agrega–; cuando me muera quiero que me canten.

Espero seguir activa como hasta ahora y poder hacer lo que me gusta sin depender de nadie. Es que yo no entiendo otra forma de vida que no sea lo activo y creativo. Siempre me sentí apoyada por mi familia, primero por mi esposo y luego por mis hijas y nietos".

(RO) reconoce como antecedentes de su proyecto de vida el recorrido artístico de su familia y presenta sus vivencias creativas como continuidad de lo que hacía en la adultez. Asimismo, considera importante la independencia y manifiesta que la autonomía es posible porque le permite concretar proyectos, hacer lo que le gusta y disfrutar. Además reconoce que no necesita depender de otros para continuar desarrollándose.

Seguro todos hacemos algo…
"en esto de elegir, o de que se concreten los proyectos de vida" (NA)

"Yo soy profesora de inglés, ya jubilada, pero sigo dando clases particulares en mi domicilio. Disfruto, de la vida como jubilada, ya que ahora puedo hacer lo que no podía hacer cuando no lo era. Me gusta mucho leer y bailar, no me gusta cocinar, ni hacer las cosas de la casa. Tuve la oportunidad de viajar a Europa cuando, todavía estaba en actividad como docente, con mi esposo, y ahí pude lucirme como profesora de inglés.

Soy única hija, mis padres ya fallecidos, me decían que lo mejor que me podían dejar de herencia, eran los estudios. Actualmente, estoy casada en segundas nupcias y tengo cuatro hijos de mi primer matrimonio, del cual quedé viuda hace 12 años; y tengo 5 nietos.

En el PEUAM realizo, actualmente inglés, porque me ayuda a mantenerme actualizada; además hago gimnasia y bailo salsa. Creo que de alguna forma, todas los adultos mayores, hacen alguna actividad; puede ser que no asistan a talleres como los que dictan en el PEUAM, pero sí, seguramente, hacen alguna otra cosa que les gusta; ir a otros lugares, donde también se hacen tareas recreativa, tales como: cocer, bordar, cocinar, pintar… hacer los quehaceres de la casa, cuidar los nietos… Creo, también tiene que ver el nivel económico y cultural, en esto de elegir, o de que se concreten los proyectos de vida".

(NA) ha reconocido potencialidades en su carrera lo que permite continuar desarrollando una actividad que la gratifica. Reconoce que uno de los factores que intervienen, en la posibilidad de continuar o inaugurar proyectos creativos, es el económico y cultural.

Las labores de la vida…
"Siempre he tenido cosas para hacer" (FU)

"En aquella época todo se hacía con sacrificio de ella (madre) *y de mi padre. Cuando mi hermano se recibió de ingeniero, fue cuando entraron los militares. Yo iba a un colegio de monjas, ellas me enseñaron hacer de todo, me mandaban a ese colegio porque estábamos más controladas, hasta que las monjas me empezaron a hacer la vida imposible, por eso me enchinché y me fui.*

Después me casé y no terminé el secundario, mi marido era profesor de la Escuela [...] Aprendí a coser con un sistema fácil, en un mes tenía todas las técnicas aprendidas. Cuando apareció la máquina de tejer, lo primero que tejí fue para el perro de mi hermano; yo ya estaba casada y empecé a agarrarle la mano, hice pulóveres, saquitos... pasó el tiempo y llegó el momento que se enfermo mi mamá, tuve que atenderla, así que deje de tejer.

Después aprendí a cocinar, a hacer encuadernaciones y a bordar a máquina. Yo ya tenía 35 años, todavía estaba mi marido vivo y era la época de los militares; para mí en esa época, los que podían no estar de acuerdo con ellos los hacían desaparecer.

Terminé, el secundario de adultos, tuve que rendir todos los grados de la primaria, porque las monjas decían que no tenían ningún certificado, así que cuando salía del secundario, me iba a la escuela primaria, donde la maestra me hacía rendir los grados.

Para ese entonces, yo ya había quedado viuda, y me había ido a vivir con mi papá, porque mi mamá también ya había fallecido.

Siempre he tenido cosas para hacer y estar en actividad –sonríe–; a mí me gusta todo lo que hago y lo hago con alegría; además lo que hago lo he aprendido no me gusta estar como esas viejas que se aplastan, no hacen nada y se deprimen. Yo lo veo como falta de espíritu. Yo digo ¿Por qué la gente no tiene idea para hacer las cosas? Lo que pasa, que ahora se lo pasan frente a la computadora, estas cosas salen de uno mismo que quiere superarse".

A pesar de las limitaciones contextuales, la vida le dio la posibilidad de realizar diferentes tareas en consonancia con los mandatos sociales de una época para las mujeres. No obstante, aunque debió postergar sus estudios, buscó el momento y el espacio para finalizarlos y sigue manteniéndose activa, complementando sus sueños y sus "obligaciones".

Las mujeres que me acompañaron
"...dos mujeres influyeron en mi vida..." (IN)

"Yo soy hija de una familia numerosa, donde mi madre tuvo que hacerse cargo de 6 hijos. Tuvimos que venir a Villa María para estudiar ya que éramos de un pequeño pueblito. Yo ingresé al internado y allí la Hermana (Superiora) fue como mi madrina, yo soy como soy gracias a lo que ella fue guiándome. Cuando terminé el secundario me dio un cargo como docente en la escuela primaria. Era muy estricta y tenía un carácter fuerte un día me llamó y me dijo que ya había cumplido un ciclo y que debía pasar a otro cargo.

En la época del proceso yo frecuentaba un lugar en que había libros que no era del agrado de la Hermana y era idealista y ella siempre me advertía y me decía que no fuera allí, intentó persuadirme para que no fuera, pero yo iba igual... me agradaba, incluso intenté formar parte del gremio docente, pero no pude por la insistencia de la Hermana... Yo siempre fui muy fuerte igual que mi madre... dos mujeres influyeron en mi vida: mi madre que fue mi guía espiritual y la Hermana que fue mi guía intelectual...

Cuando me jubilé es como si hubiera dejado de ser... Ayer fui al banco a cobrar y estábamos en una cola impresionante y cuando nos acercamos con otra amiga a hablar al mostrador reclamando el tiempo que estábamos esperando nos contestó un joven: "No se preocupe señora, justo el gerente está en este momento en la municipalidad tratando el tema de los adultos mayores..."; sentimos que nos tomaban el pelo, me pareció que encima se burlaba de nosotros.

Las expectativas de jubilarse, para hacer lo que uno posterga en la vida, en la realidad, al menos en la mía, desaparecen... ya no cuento con el sueldo que tenía antes y siento que la sociedad te margina.

Opino que los adultos mayores no son considerados por la sociedad, son excluidos, no existen. Es muy difícil cuando uno se jubila porque ya no tiene poder o dominio sobre nada, ni en el trabajo, ni con los hijos...

Mi hija estudió Licenciatura en Educación en la universidad y cuando me jubilé, me buscaron para dar cursos, pero ella me dijo: "Ni loca mamá, porque estás desactualizada, para quienes vayan a esos cursos no vas a decirles nada nuevo, porque no tenés los conocimientos de la universidad". Y yo ya no estaba para ir a la universidad... Me dijeron que eso no importaba porque lo que valorarían serían mis 30 años de experiencia, pero me desanimé y no lo hice.

Ahora quisiera emprender algo como un círculo de discusión de filosofía. Esa idea surgió en unas charlas con un profesor, que es una persona extraordinaria y compartimos un taller literario... La idea era formar como un salón de té para discutir de filosofía, no de libros sino de la vida de todos los días, pero no logramos juntarnos; había otros interesados pero no logramos empezar. Pero es un sueño...

Voy a ver si puedo continuar con mis actividades ya que para fin de año nace mi primer nieto, de mi hija y ella me ha dicho: 'Ya veremos ¿cómo te acomodas? para cuidar al bebé y para seguir con tus actividades... Tengo muchas ganas que nazca, dicen que es maravilloso tener un nieto. Eso dicen que te cambia la vida, eso espero...'"

Los vínculos que (IN) mantiene con las mujeres significativas en su vida (madre, religiosa, hija) han direccionado sus decisiones, según se manifiestan en las vivencias personales y profesionales.

"... y quería mantenerme actualizada en esto"
...de las nuevas tecnologías (VE)

"Yo vivía en el campo, acá en [...] con mis padres, donde hice la escuela primaria y después nos mudamos a otra ciudad. No pude seguir estudiando, porque para eso, me tenía que venir a [...] y a mi padre no le parecía bien; ya que era muy lejos para venir sola. Después con mi hermana fue distinto –esto último lo dice con un suspiro de resignación–. Ya más grande comencé a trabajar de secretaria, luego me casé y me vine a vivir a [...].

Después de varios intentos, pude quedar embarazada de el único hijo que tengo, ya que no pude tener más –luego agrega con una sonrisa– tengo dos nietas, que antes vivían en [...] y ahora se vinieron a vivir a [...]. Estoy muy contenta porque los tengo a todos más cerca.

Siempre trabajé en oficinas o comercios y mi esposo también, los dos nos jubilamos de eso. Nos quedamos solos mucho tiempo, porque cuando mi hijo terminó el secundario se fue a estudiar....

Mi padre falleció, pero mi madre vive y tiene 99 años, está con una lucidez espectacular y además, vive sola.

Empecé a hacer un curso de computación, que lo dictaban en la UNVM, el año pasado y lo terminé. Hice ese curso para mantenerme más comunicada con los jóvenes, sobre todo con mis nietas; ya que los chicos de esta generación, vienen con la tecnología incorporada y quería mantenerme actualizada en esto. Ahora estoy haciendo italiano y gimnasia, tres veces a la semana.

A mi no me gustan los geriátricos –hace una mueca de disgusto–; estoy en contra de esos lugares, ya que allí tienen a los ancianos como cosas, los sientan frente a un televisor y los dejan que pasen las horas sin buscarles ninguna actividad para hacer. A los que están postrados ni los cambian de posición y luego terminan todos lastimados. Es por eso que yo no llevaría a mi madre, nunca, a un geriátrico, porque sólo sirven de depósitos para los ancianos.

Mi marido es músico, pero en la actualidad no hace ningún taller, porque tuvo una hemorragia cerebral, pero antes de este problema de salud hizo algunos talleres –y agrega–. Por eso lo mejor es mantenerse activa y vivir la vida disfrutando de las cosas lindas".

Mantenerse actualizada y en continua comunicación con otras generaciones constituye un claro desafío que (VE) acepta y disfruta. Encuentra en estas estrategias la posibilidad de construir un futuro con independencia y autonomía, para continuar disfrutando de la vida.

CAPÍTULO 6

Explorando la participación del Adulto Mayor en la comunidad[1]

En los años '70 comienzan a gestarse nuevas perspectivas sobre la vejez. Se modifica la visión asistencialista y compensatoria de las instituciones sociales y políticas por una perspectiva "tutelar" que reconoce la autonomía y la capacidad del adulto mayor para participar activamente en la resolución de situaciones que conciernen al bienestar en la vida cotidiana.

> Los adultos mayores de este tiempo transitan este momento, de su curso vital, inventando y recreando un modo de ser mayor. Reconocen que los modelos de vejez heredados no sólo no son funcionales en el mundo actual, sino que no cubren sus ideales de realización, ni alcanzan para canalizar las condiciones y recursos (reales y/o potenciales) de los que se sienten poseedores como sujetos en proceso de desarrollo[2].

Las demandas de participación en la vida de la comunidad, la realización de actividades que les permite mantenerse activos y dar continuidad a sus sueños e ideales, van configurando espacios sociales que posibilitan el desarrollo y el recupero progresivo del protagonismo olvidado. Así lo manifiestan los AM entrevistados:

> *"AZ: –En el caso del hombre, cuando llega el descanso, la jubilación, uno sigue trabajando y no sabe qué hacer con el tiempo que le sobra, hasta que se da cuenta que aún tiene mucho por hacer; que hay tiempo para seguir estudiando y participando socialmente...".*
> *"RO: –... quería mantenerme activa después de jubilada y seguir participando de la vida social, me gusta viajar y ser independiente...".*

---

[1] AIMAR, A., TORRE, M., VIDELA, N., STESSENS, M., DE DOMINICI, C., "El Protagonismo del Adulto Mayor en nuestra comunidad" en *Revista Educare* 21 Nº 62, enero 2010, España.

[2] YUNI, J. y URBANO, C., "La educación como factor de oportunidad para el desarrollo de las personas mayores", en *Mayores activos. Teorías, experiencias y reflexiones en torno a la participación social de las personas mayores*, 1º edición, Madrid, La Factoría de Ediciones y Producciones, 2007, cap. 4, pág. 92.

> "NA: –Realizo actualmente inglés porque esto me ayuda a mantenerme actualizada, además de hacer gimnasia y bailar salsa".

No obstante, hay una historia de invisibilidad del adulto mayor; en algunas situaciones, la sociedad ha construido representaciones que operan como barreras, empañando el protagonismo social que demandan y configurando espacios de marginación y postergación.

> "IN: –De joven pensaba: cuando me jubile voy a hacer esto y aquello, pero es muy difícil, porque las expectativas de jubilarse, para hacer lo que uno posterga en su vida, en la realidad, al menos en la mía, desaparecen.... ya no cuento con el sueldo que tenía antes y siento que la sociedad te margina... Cuando me jubilé es como si hubiera dejado de ser".

> "LI: –Yo tengo 65 años, soy jubilada... pero no me resigno a esta nueva situación, a mi me gustaría seguir trabajando en una oficina, armar desarmar, acomodar, yo no me resigno a estar sin laburo... y ahora, hace un tiempo, me están pasando muchas cosas, cosas que me hacen pensar... En este país las personas, con nuestra capacidad nos tiran a un costado, como que no servís y eso me da bronca, porque sabes que tenés muy mucho para dar todavía".

Son escasos los lugares sociales que generan una imagen positiva de la vejez. Las áreas de educación, formación, recreación y animación son consideradas como espacios que prometen desarrollo y recursos para adaptarse activa y creativamente a la realidad social.

La UNVM, en el marco de tareas que desarrolla en el ámbito comunitario, crea en el año 1999, el PEUAM. Este programa surge como idea de un grupo de personas a partir del Proyecto Institucional que, en su Título IV dedicado a las tareas de extensión, sostiene

> (...) las acciones de extensión universitaria se orientan a diseñar y poner en práctica diversas estrategias, para impulsar la capacitación y estimular la difusión del conocimiento cultural, científico y tecnológico potenciando de este modo la vinculación con el medio local, regional, nacional e internacional... [3].

El PEUAM comienza como una dependencia funcional del Instituto de Extensión. Los antecedentes inmediatos son las experiencias de las Universidades cercanas: Universidad Nacional de Córdoba (PUAM), Universidad Nacional de Río Cuarto (PEAM); y la Declaración de Naciones Unidas, conocida como Principios de las Naciones Unidas a favor de las personas de edad (Resolución 46/91) que postula la necesidad de ofrecer servicios educativos con el fin de promover la autorrealización y la integración social.

---

[3] Universidad Nacional de Villa María, *Proyecto Institucional*, 2ª Edición, Villa María, diciembre 1996, Cap. 2, pág. 89.

El objetivo general que se plantea es desarrollar una política educativa dirigida a los adultos mayores y entre los objetivos específicos: acercar la universidad a la comunidad, brindar formación permanente y propiciar la creación de nuevos vínculos sociales.

El proyecto presenta dos líneas de acción: una destinada a la organización de talleres para promover el aprendizaje de conocimientos y el desarrollo de competencias y habilidades; la otra, orientada a la organización de charlas y conferencias con temáticas de interés para el AM.

En el fundamento de sus acciones sostiene:

> La jubilación marca el ingreso al mundo del tiempo libre como la ruptura de las obligaciones, pero esto debería asociarse al momento de la distensión, la recreación, el seguir aprendiendo. En la estructura de nuestra sociedad, la familia, la persona adulta o mayor debe tomar conciencia de que el tiempo libre debe convertirse en ocio creativo. Ésta es una preocupación y una tendencia mundial que se agudiza por la prolongación de las expectativas de vida del hombre...[4]

Como concepción de envejecimiento, mantiene una visión crítica, ya que se pregunta y trabaja sobre las potencialidades de estas personas, *"... ya no nos limitamos a lo que se puede hacer con las personas mayores sino que planteamos el interrogante y desde allí accionamos ¿qué pueden hacer las personas mayores por la sociedad?..."*[5].

LOS PROGRAMAS EDUCATIVOS: NUEVOS ENTORNOS DE VISIBILIZACIÓN

Las instituciones de la Modernidad, si bien han perdido vigencia funcional porque ya no son legitimadas como en el tiempo de los Estados Nación, siguen operando a modo de sistemas abstractos, conformados por señales simbólicas y sistemas expertos, que impregnan aspectos de la vida social. Buscan resolver el proceso de vaciamiento de tiempo y espacio en relación con el desenclave que experimentan las instituciones sociales[6] creando ámbitos de confiabilidad relativa para la continuidad de la vida cotidiana y para el desarrollo de la identidad. Estos ámbitos, al no ser construidos desde las experiencias locales, provocan en términos de Giddens, la pérdida de destre-

---

[4] ROCHETTI, A., "Una reflexión sobre la inserción de los Adultos Mayores en la Universidad", *Sendero*, n°2, Villa María, 2001, pág. 6.
[5] Ibidem, pág 6.
[6] GIDDENS, A., *Modernidad e identidad del yo*, Traducción de José L. Gil Aristu, 3ª edición, Barcelona, Península S. A., 2000. pág. 30.

zas –principalmente por la intromisión de los sistemas expertos– en la vida cotidiana, y como consecuencia, la alienación y fragmentación del yo[7].

Para este autor nadie puede desentenderse de los sistemas abstractos de la Modernidad, ya que irrumpen en la cotidianeidad configurando escenarios de incertidumbre e inseguridad. Para afrontar el riesgo de habitar la Modernidad, el sujeto construye estrategias en los momentos decisivos de su vida[8], busca refugio en creencias y actividades familiares o adquiere nuevas destrezas y capacidades para adaptarse a las exigencias y posibilidades.

Los espacios educativos que ofrece el PEUAM surgen como respuesta a las características alienantes de los sistemas abstractos; reconocen a los sujetos como participantes activos y, aunque se organizan en un tiempo institucional, ponen en juego interacciones que rescatan necesidades, potencialidades y expectativas de los AM para mediatizar el conocimiento y el proceso formativo en la co-construcción de sistemas concretos.

En voces de los adultos mayores entrevistados se identifica al PEUAM como:

Puente de relación con el mundo externo e interno

La educación formal actúa como un nexo, como la llave que le permite abrir puertas para relacionarse con los otros, crear nuevas amistades y vincularse con personas desconocidas, con las cuales intercambiar y compartir diferentes miradas, saberes y experiencias, además de seguir involucrados activa y socialmente.

> "AZ: –El PEUAM es un espacio, una puerta, que se abre para darte cuenta de lo que sos capaz de hacer y de mucho más; uno ahí se relaciona con mucha gente que no conoce. Es ese espacio que te permite expresarte, que te brinda la oportunidad de seguir perfeccionándote, donde uno puede desarrollar la vena artística".

En su modelo de sistemas Betty Neuman (1995) describe el entorno como el conjunto de factores que interaccionan con la persona, identificando tres tipos: el interno, el externo y el creado.

> El entorno interno es intrapersonal e incluye todas las interacciones interiores… el entorno externo es interpersonal o extrapersonal, e incluye todas las interacciones que acontecen en el exterior (de la persona)… el entorno creado se desarrolla inconscientemente… es básicamente intrapersonal[9].

---

[7] Ibidem, pág. 31.
[8] Ibidem, pág. 182.
[9] MARRINER TOMEY, A y ALLIGOOD, M., *Modelos y Teorías…*, Op. cit., pág. 324.

> "AZ: –El PEUAM, es un espacio que se abre y que te da la llave, para hacer las cosas que siempre te gustaron o descubrir otras nuevas, llenas los tiempos que te van quedando y que antes ocupabas con el trabajo y obligaciones".
>
> "LI: –Fue a partir de mis propias vivencias, el estar acompañada, conocer gente, tener amigos". "Si... me llena un espacio, yo me entretengo, me divierto, me gusta actuar, me gusta estar sobre el escenario...".

El primero describe el espacio educativo como la construcción de un nuevo entorno, en el que acontecen todas las interacciones inter o extrapersonales. En el mismo sentido, el segundo lo significa como un espacio externo, pero agrega representaciones ligadas a un plano personal, recuperando las vivencias y descubriendo nuevas potencialidades en el entorno interno e intrapersonal. Implícitamente, ambos muestran un entorno creado[10].

Entorno saludable

Los adultos mayores vivencian el espacio educativo como una experiencia positiva y generadora de un ambiente de bienestar, "*según los criterios que cada uno tenga de lo que significan plenitud y salud*"[11], y lo expresan como "maravilloso", "espectacular" e "ideal".

La educación suscita hábitos de autocuidado en relación a la salud: nuevas maneras de pasar el tiempo libre, de ocupar la agenda y de modificar las actividades de entretenimiento:

> "VI: –Yo vivo sola, cuando comencé en el PEUAM tenía 70 años y me cambió la vida, allí empecé a viajar, viajes culturales, muy lindos, donde también me divertía, he ido a Mendoza a cantar, con todo el grupo; nunca yo viví un espectáculo tan maravilloso como allá en Tucumán... y a nosotros nos aplaudían, yo estaba feliz... Esta extensión universitaria me ayuda a estar bien... Lo del PEUAM me parece una obra maravillosa de quien hizo esa extensión universitaria".
>
> "RO: –El PEUAM es lo más grande que pueden haber hecho". "Fue el lugar ideal para seguir desarrollando mi condición de artista...".
>
> "NA: –Para mí el PEUAM es una gran cosa ya que allí los adultos mayores tienen un espacio para seguir activos en la vida y pueden realizar sus proyectos".
>
> "AZ: –El PEUAM es una salida espectacular... es una gran cosa para el adulto mayor, porque allí le dan un espacio donde se puede mantener activo y realizar las cosas que a cada uno le gusta, aparte de poder relacionarse con sus pares".
>
> "CA: –En el PEUAM me gusta el grupo, la gente, los profesores son amorosos, me encanta; yo estoy re-contenta...".

---

[10] Ibidem, pág. 324.
[11] Ibidem, pág. 650.

El espacio educativo como entorno creado[12] se representa como dinámico y movilizador, la salud emerge como estado de bienestar o estabilidad óptima, en la cual las necesidades pueden ser satisfechas[13].

> *"VI: –Hagan constar que mi vida con el PEUAM es muy importante, ayuda a que uno no se enferme".*
> *"CA: –Desde que comencé en el PEUAM que no voy más a la psicóloga… lo reemplacé… Fue mi salvación".*

Espacio educativo como entorno de autorrealización

La participación en actividades socio-educativas[14] produce *"un cambio en las creencias e imágenes internas de los sujetos referidas a sí mismos, a sus capacidades y a sus competencias para gestionar y regular su proceso de desarrollo"*[15]. Permite al AM darse cuenta de que es posible construir una imagen de sí mismo, con aptitudes, saberes, habilidades y logros, para generar sus propios recursos y fortalecer su autonomía. La educación adquiere un sentido diferente ya que permite la autorrealización de los mismos y así lo expresan:

> *"AZ: –Yo comencé como cantante de tango… A veces se cree que para hacer esto hay que ser joven; la edad, la voz, no se pierden, si uno está seguro y lo hace con gusto, lo hace bien".*
> *"VI: –Yo siempre quise levantar mi nivel cultural, que no tenía más que el secundario de grande, ya que lo terminé a los 50 años, de ahí siempre seguí haciendo algo y en el PEUAM pude hacer pintura, historia del arte, psicología y ahora coro".*

Según el segundo supuesto de la teoría de Reed, se considera a la auto-trascendencia como una capacidad evolutiva, necesaria para que la persona alcance una sensación continua de plenitud y de conexión consigo misma y con el entorno, dando sentido y significado a la existencia humana[16].

> *"VI: –Yo he sido muy feliz en el PEUAM, estos 10 años para mí son un regalo de Dios, un regalo de la vida… A mí eso de viajar, de hacer viajes culturales, es una cosa que siempre me gustó, los tuve ya de grande… un poco tarde, pero los pude hacer…".*

---

[12] Ibidem, pág. 324.
[13] Ibidem, pág. 324.
[14] MARTÍNEZ RODRIGUEZ, S., "La motivación para participar en procesos de formación en la vejez: desafíos metodológicos", en ALONSO GONZÁLEZ, D.; CASTRO LIRIO, J. y MEDINA MAIRAL, P. (coord.), *Mayores activos. Teorías, experiencias y reflexiones en torno a la participación social de las personas mayores*. 1º edición, Madrid, La Factoría de Ediciones y Producciones, 2007, cap. V, pág 124.
[15] YUNI J, y URBANO C., "La educación como factor…", Op. Cit., pág. 101.
[16] MARRINER TOMEY, A. y ALLIGOOD, M., *Modelos y teorías…*, Op. Cit., pág. 650.

Descubrimiento de nuevas potencialidades en entornos de aprendizaje

Desde una perspectiva humanista, que concibe la educación como acción orientada al despliegue de las potencialidades y capacidades de la persona, se observan las necesidades de participación y de protagonismo que plantean los AM cuando se afilian a actividades educativas.

> *"IN: –Venir al PEUAM me permite seguir estando en actividad intelectual, intercambiando con otras personas sus pensamientos, pero son muy pocos los que les gusta hablar de esa manera..."*.

Los espacios educativos operan como un lugar en el cual se desarrolla la vigilia de los procesos, cognoscitivos y metacognitivos, importantes para la transferencia estratégica y efectiva de los aprendizajes, reafirmando las posibilidades de adquirir nuevos saberes y de potenciar las capacidades intelectuales.

> *"VE: –Hay que mantenerse activa y sobre todo la parte mental porque si no se atrofia, a mi me gusta estar actualizada, seguir aprendiendo, no soy partidaria de quedarme en la casa sentada frente al televisor sin hacer nada, al contrario quiero ser parte activa de la comunidad..."*.
>
> *"NA: –Me jubilé como profesora de inglés y sigo perfeccionando el idioma para mantenerme actualizada. Ahora doy clases de apoyo a los jóvenes, porque no quiero perder el contacto con las nuevas generaciones, ya que considero que siempre se aprende del otro"*.

Este entorno brinda al adulto mayor la posibilidad de mejorar su autoconcepto, definido por Yuni y Urbano como la *"percepción de carácter intelectual e interna que la persona realiza de sí misma, de sus capacidades y de sus recursos"*[17]; y que la educación mejora haciéndolos conscientes de sus capacidades.

> *"LI: –Descubrí en el taller literario que escribo muy bien y no lo sabía, en la primaria sólo hacía composiciones y de golpe escribo cuentos, poesías y hago narraciones"*.
>
> *"VI: –Nunca pensé que iba a integrar un coro, que iba a cantar en otras provincias y ¡me iban a aplaudir! Nunca imaginé que lo podía hacer tan bien..."*.
>
> *"AZ: –El PEUAM me permitió darme cuenta que tenía una posibilidad, me sirvió para compararme con personas que tenían las mismas inquietudes que yo de subir a un escenario, esa prueba es la forma de darse cuenta de que uno puede hacerlo para los demás y no sólo en forma privada con los amigos"*.

Actualización de saberes acumulados habilitan espacios de autonomía y libertad, La educación se convierte en herramienta clave para el desarrollo social, porque

---

[17] YUNI J. y URBANO C., "La educación como factor...", Op. Cit., pág. 106.

genera puentes de acceso a los nuevos conocimientos y las nuevas tecnologías, como así también mayor confianza para enfrentar los cambios y desenvolverse con libertad dentro de las generaciones más jóvenes.

> "AZ: –... no hay que tener miedo a los cambios tecnológicos, si uno es inquieto, tiene que desafiarlos y vivir intentándolo, darnos cuenta que vivimos en una sociedad en continuo cambio y que la estabilidad ya no es lo importante, como era antes".
>
> "FU: –Yo siempre fui audaz, cumplí mi deseo de terminar el secundario y lo logré, aunque ya era grande, pero seguí estudiando y haciendo lo que me gusta con mucho entusiasmo. Hay gente que, a nuestra edad tiene miedo de los cambios… pienso que el seguir activos nos da la posibilidad de ser libres…".

Los espacios educativos inciden de manera positiva en las relaciones familiares del AM, le proporcionan certidumbre y seguridad para llegar a rangos de revalorización que lo habilita a opinar, debatir e intercambiar con los miembros de la familia, posicionándolo como alguien capacitado, actualizado y por ello autorizado para confrontar con otros, en igualdad de condiciones. Como sujeto competente encuentra nuevos modos de interactuar. Con respecto a esto relatan:

> "CA: –Con mis 63 años, actualmente estudio computación e inglés y me siento muy contenta, porque puedo intercambiar opiniones con mis hijos y nietos, escribir un correo y sentirme útil y en igualdad de condiciones que el resto, cosa que hace un tiempo atrás me sentía desactualizada".
>
> "VE: –Empecé a hacer un curso de computación en la UNVM para mantenerme más comunicada con los jóvenes, sobre todo con mis nietas, ya que los chicos de esta generación vienen con la tecnología incorporada y quería estar actualizada".
>
> "NA: –En el PEUAM realizo actualmente inglés porque esto me ayuda a mantenerme actualizada, además de hacer gimnasia y bailar salsa".

Entorno de derechos e igualdad de oportunidades

El sustento de una concepción de que toda persona aprende a lo largo de su vida permite resignificar la cultura del envejecimiento y la representación social de la vejez[18], propiciando la promoción y protección del derecho a la educación del AM.

> "CA: –Por la tradición de mi familia, al ser hija única y la más pequeña de las nietas, no me dejaron estudiar, que era lo que yo más quería… por eso ahora, después de tantos años pude recuperar mi derecho a aprender".

---

[18] TAMER, N., "La perspectiva de la longevidad: un tema para re-pensar y actuar", *Revista Argentina de Sociología*, Envejecimiento y Vejez, n° 10, Buenos Aires, mayo- junio de 2008, págs. 106-108.

> "VI: –Cuando yo tenía edad de estudiar una de mis hermanas mayores les planteó a mis padres que, como no la hicieron estudiar a ella, por qué me iban a hacer estudiar a mi... yo no me animé a decir nada por no tener problemas en la familia, porque en esos años uno no tenía derecho a contradecir la voluntad de los padres. Pero siempre quise estudiar y recién a los 50 años pude terminar el secundario".

Pensado como el lugar creado a partir de políticas orientadas a un envejecimiento activo, creativo e innovador, que incluye socialmente al AM en nuevas oportunidades de crecimiento y proyección vital, sin condicionamientos socioculturales[19]; permite que el AM se encuentre con otros con quienes comparte sus intereses, sus inquietudes y una identidad generacional que los hace sentirse gustosos de acceder a esos espacios.

> "VE: –Creo también que el PEUAM es un lugar accesible para todos, ya que la mayoría somos jubilados y no tenemos un gran poder adquisitivo".
>
> "AZ: –Uno ahí se relaciona con mucha gente, que tiene la misma edad e inquietudes parecidas".
>
> "NA: –Antes de ir al PEUAM, yo iba a otro lugar a hacer gimnasia pero no me gustaba porque había mucha diferencias de edades, cosa que en el PEUAM no pasa ya que somos todos de la misma edad y además compartimos muchas cosas, como experiencias de vida en común".

Confección de una nueva agenda

La educación es una acción intencional dirigida a producir cambios en la persona, aportando nuevos recursos que le permitan apropiarse de saberes y de información, que ayuden a romper con viejos esquemas mentales, creencias, hábitos, que le permitan reconstruir un proyecto de vida personal y que hagan posible sustentar una vejez saludable.

A estos entornos creativos, el AM llega con intereses y motivaciones pendientes, por eventos ocurridos, como producto de la rutina cotidiana en la cual se naturaliza el deber ser de la vida activa adulta y muchas veces deja relegados los proyectos y sentimientos.

Las historias personales revelan postergaciones relacionadas con: deseos de juventud, trayectos formativos pendientes por las tareas que la adultez exige, tal es el caso de las mujeres ama de casa... Pero también descubren aspiraciones de autorrealización y reconocen que pueden concretar aprendizajes creativos, desarrollar proyectos e inaugurar relaciones significativas.

> "NA: –Disfruto de mi vida de jubilada ya que ahora puedo hacer lo que no podía hacer cuando no lo era, me gusta mucho leer y bailar, estudio inglés, bailo salsa y hago gimnasia".

---

[19] Ibidem, pág. 105.

> "VI: –Una, ahora, puede realizar sus proyectos, que cuando no estaba jubilada no podía llevar a cabo por sus rutinas diarias de trabajo y obligaciones como miembro de una familia".
>
> "LI: –Mis deseos de pequeña siempre fueron ser bailarina clásica o incursionar en el teatro... en aquella época vivía en un pueblo chico y no había profesores. El PEUAM me brindó la posibilidad de realizar, de grande, lo que no pude en mi juventud".

Estos entornos en los que el adulto mayor participa, generan otras rutinas y reconfiguran la agenda cotidiana, modificando los circuitos de vínculos sociales (amigos nuevos):

> "VI: –A la persona grande, que está jubilada, que los hijos están grandes, le cuesta empezar una nueva relación con una amiga... nueva, con una persona nueva, como que es más difícil relacionarse, entre más años más difícil; y en el PEUAM, yo pude hacerme de amigas nuevas, tener una relación hermosa entre compañeros, profesores y directivos".

El AM revela que, a pesar de las limitaciones que como persona encuentra en una sociedad que muchas veces y en diversos contextos y situaciones, lo ha marginado, despreciado o simplemente ignorado, genera estrategias para seguir participando. Muestra su lucha para ser protagonista de su tiempo y espacio, como sujeto con potencialidades de realización y desarrollo permanentes, que busca concretar sus sueños, expresar sus talentos y dejar una huella a través de aquellas experiencias que elige vivir y compartir con otros.

El disfrute de vivir intensamente la vejez

Las vivencias de los adultos mayores, registradas y analizadas en este libro, dibujan nuevas formas de habitar la vejez. La presentan como creativa y saludable derribando construcciones sociales que velan sus potencialidades y deseos en relación a continuar visibles y ser protagonistas de sus propios destinos. Los proyectos creativos emergen como producto de experiencias que reflejan el modo particular de vivir de un colectivo social respecto a un contexto sociohistórico condicionante.

Los sujetos de estas historias se presentan como creadores, ya que

> (...) el creador puede reflejar su tiempo, expresar a los hombres de su tiempo, reflejar su vida por su inserción y resonancia frente a ese tiempo histórico y ese contexto social; y... por eso... se producen entre el creador, la obra y los otros hombres, fenómenos de identificación recíproca, aunque no siempre inmediata[20].

---

[20] PAMPLIEGA de QUIROGA, A., *Enfoques y perspectivas de psicología social: desarrollos a partir del pensamiento de Enrique Pichon-Riviére*, Buenos Aires, Cinco, 2005, págs. 219-220.

Rescatar que se necesita del otro y de la reciprocidad de las experiencias vitales para poder crear resignifica la dimensión de la temporalidad en el legado, la obra creadora, que permite "dejar una huella" y "estar" para trascender.

Descubrir y exponer estas obras creadoras nos anima a de-construir supuestos. La primera de-construcción desestructura el imaginario social derrumbando el mito de la pasividad en la vejez. Se inauguran nuevas visiones de cómo vivir, basadas en actitudes creativas y revaloración de las potencialidades personales. Podría pensarse en un modelo comprensivo de la realidad, basado en un nuevo esquema[21], que de-construye y construye estilos de vida diferentes sostenidos en concepciones reveladoras de otro imaginario que irrumpe y desafía lo instituido respecto de la etapa de vida de los AM.

Los AM, conectados a sus propios intereses y valores, ensayan estrategias personales de afrontamiento que los re-descubren como sujetos activos y creativos.

La independencia y la autonomía aparecen como ingredientes necesarios para el desarrollo de sus proyectos; para algunos AM, son condiciones *sine qua non* para las que hay que prepararse toda la vida; para otros, sólo agregan una cualidad más a sus elecciones.

El disfrute que acompaña el hacer y el vivir cotidiano se descubre como otro componente, ya que vivencian lo que hacen como algo diferente de etapas anteriores, en las que el hacer estaba ligado a las obligaciones como adultos. Ahora, sienten que recuperan la posibilidad de realizar actividades pendientes. En el encuentro con las oportunidades que el medio social les propone, rescatan valores de compromiso con los otros y de responsabilidad con la actividad que desarrollan.

Estas experiencias dan cuenta de nuevas formas de habitar los tiempos y espacios, ya que los procesos reflexivos en torno a las mismas, han ingresado y explicitado en la cotidianidad el componente emocional: *"ahora lo hacemos simplemente por disfrute de la cosa"*. Ligado a la realización de actividades en el día a día, se presenta como cualidad para continuar pensando creativamente, expresando una percepción de "tiempo" asociada a un nuevo ritmo. Se habla de *"morir con las botas puestas"*, dando cuenta de la relación consciente de tiempo, espacio y ritmo que no los limita, sino por el contrario, los estimula a tener una proyección vital y gratificante que se retroalimenta con los logros cotidianos.

Las voces de los entrevistados reflejan diversas situaciones: por un lado, la integración en escenarios que tradicionalmente los excluían y el acceso a los nuevos instrumentos culturales; y por otro, la expresión de la auto-trascen-

---

[21] Ibidem, pág. 59.

dencia y superación de sí mismos a partir de la construcción de relaciones sociales.

Ambos enfoques naturalizan la necesidad de continuar aprendiendo infinitamente. En las actuales culturas del aprendizaje se reconocen nuevos sistemas de producción, comunicación y conservación de la información, junto a una relativización del conocimiento y una demanda de nuevos recursos y desarrollo de capacidades para aprender[22]. El reconocimiento de esta necesidad ha movilizado a las universidades y otros sectores de la comunidad al diseño de programas educativos específicos, en los cuales los AM crean estrategias de autogestión, configurando escenarios de inclusión y de visibilización.

Otra forma de afrontamiento es el aprovechamiento de las oportunidades, que permite el descubrimiento y desarrollo de potencialidades y capacidades a partir de procesos reflexivos y pliegues personales que son singulares en cada trayectoria de vida.

La segunda de-construcción rompe con una visión determinista y simple de la vida. Las trayectorias vitales y las condiciones socio-culturales de las personas configuran un entramado complejo, mutuamente condicionante de la expresión de ideas y realización de sueños y anhelos. Parte de las experiencias relatadas, muestran una época socio-histórica en la cual los rasgos de control y vigilancia eran los pilares fundamentales en la formación de las personas, y las diferencias de género definían actividades para el hombre y la mujer, develando la tensión entre las oportunidades del entorno y las expectativas personales. En la actualidad, aunque se reconoce la igualdad de oportunidades y derechos, la tensión persiste. Algunos hombres manifiestan "síndrome de apocamiento" frente a mujeres que toman la iniciativa, sin embargo, son ellos los que expresan estas observaciones. Puede especularse que las conquistas femeninas en el mundo social sólo son expresiones emergentes de nuevas construcciones sociales, en las que falta internalizar modelos y representaciones de una nueva forma de ser mujer, independiente de la etapa del proceso vital.

El descubrimiento de estos nuevos supuestos reflejan un AM situado, que vive y disfruta libremente, que es creativo, funcional, capaz de enfrentar los retos de la vida cotidiana y conservar su autonomía. El "ser creativo" está conectado con el "estar conciente" para descubrir las potencialidades y oportunidades, disfrutando lo que se hace sin sentirse invisible.

---

[22] POZO MUNICIO, I., *Aprendices y maestros: La nueva cultura del aprendizaje*, Madrid, Alianza, 1999, pág. 36-37.

Reconociendo la particularidad y la diversidad en las experiencias de vida de los AM, junto a la libertad con que fueron construidas, nos permite ratificar la expresión: se envejece según se ha vivido[23].

La trayectoria vital de una persona integra todo su pasado, su presente y su futuro; en ella se refleja la capacidad extraordinaria de adaptabilidad que han debido desarrollar los AM entrevistados. Fundamentalmente, resalta las potencialidades que distinguen al ser humano que lo llevan a construir un destino particular, nuevo y asombrosamente heurístico.

Los entornos cargados de respeto a la singularidad y expectativas de los adultos mayores constituyen el germen de una longevidad satisfactoria y posibilitan la autorrealización y autotrascendencia. Permiten que se resignifique lo humano del hombre, lo trascendente de su vida y lo único de su expresión como persona.

Las demandas de participación en la vida de la comunidad, la realización de actividades que les permite mantenerse activos y dar continuidad a sus sueños e ideales, van configurando espacios sociales que posibilitan el desarrollo y el recupero progresivo del protagonismo olvidado.

Las representaciones construidas en un campo cultural y simbólico que está en continuo cambio, requieren ser reflexionadas para empezar a desmitificar la vejez y construir una *"identidad en contextos socioculturales en los cuales el individuo envejece hasta la muerte, dando así, sentido a la vida"*[24].

---

[23] MOLINA, S., *Aspectos psicosociales...*, Op. Cit., pág. 20.
[24] Ibidem, pág. 20.

BIBLIOGRAFÍA

AIMAR, A., DE DOMINICI, C., STESSENS, M., TORRE, M. y VIDELA, N., *Desmitificando la vejez… hacia una libertad situada: una mirada crítica sobre la realidad cotidiana del adulto mayor*, Vol. I, Eduvim, Villa María, 2010.

AIMAR, A., DE DOMINICI, C., TORRE, M., STESSENS, M. y VIDELA, N., "El protagonismo del Adulto Mayor en nuestra comunidad", *Educare21* (online), n° 62, Valencia, enero 2010.

AIMAR, A., DE DOMINICI, C., TORRE, M. y VIDELA, N., *Perfil del AM de la ciudad de Villa María*, Villa María, 2007 [obra inédita].

AIMAR, Á., "El cuidado de la incertidumbre en la vida cotidiana de las personas", *Index de Enfermería*, n° 2, vol. 18, Granada, abril-junio 2009.

ALBERTÍN CARBÓ, P., "Condiciones psicosociales para una práctica reflexiva. El diario de campo como herramienta", *Revista de Enseñanza Universitaria*, n° 30, Facultad de Ciencias de la Educación y Psicología, Universidad de Girona, España, 2007.

ALONSO GONZÁLEZ, D., CASTRO LIRIO, J. y MEDINA MAIRAL, P. (coordinadores), *Mayores activos. Teorías, experiencias y reflexiones en torno a la participación social de las personas mayores*, La Factoría de Ediciones y Producciones, 1ª ed., Madrid, 2007.

BAUMAN, Z., *Amor líquido. Acerca de la fragilidad de los vínculos humanos*, Traducción de Rita Rosemberg y Jaime Arrambide, Fondo de Cultura Económica, 1ª. ed., 10° reimpresión, Buenos Aires, 2008.

BERGER, S., "La integración de los adultos mayores: Sus desafíos", *Encuentro de Formadores de Adultos Mayores*, Universidad Nacional de Córdoba, 2004.

BÖHM, W., *Esbozos para una pedagogía personalista*. Traducción al español por José M. Quintana Cabanas, Eduvim, 1º edición, Villa María,

2009.

CANAVAL, G. y OTROS, "La teoría de las transiciones y la salud de la mujer en el embarazo y en el posparto", *Aquichán,* n° 1, vol. 7, Colombia, junio 2007.

D' ANGELO HERNANDEZ, O. S., "Proyecto de vida como categoría básica de interpretación de la identidad individual y social", *Rev. Cubana de Psicología* (online), vol.17, n° 3, 2000.

FERNÁNDEZ MOUJAN, O., *Abordaje teórico y clínico del adolescente,* Nueva visión, Iª ed. Buenos Aires, 1986.

GIDDENS, A., *Modernidad e identidad del yo.* Traducción al español por José L. Gil Aristu, 1994, Península S. A., 3° ed., Barcelona, 2000.

GRUPO DE CUIDADO, *Cuidado y práctica de enfermería,* Unibiblos, Bogotá, 2000.

GUTIÉRREZ LÓPEZ, C. y otros, "Validez y Confiabilidad de la versión en español del instrumento Escala de medición del proceso de afrontamiento y adaptación de Callista Roy", *Aquichán,* n° 1, vol. 7, Colombia, abril 2007.

HELLER Á., *Sociología de la vida cotidiana,* Traducción de J F Yvars y E Pérez Nadal, Península, 5ª edición, Barcelona, 1998.

HUMBERTO CUBIDES, C., "Política y Subjetividad, experiencia o cuidado de sí y la creación de otros mundos", *Revista de Ciencias Humanas,* UTP, n° 37, Colombia, diciembre 2007.

IZQUIERDO MARTÍNEZ, Á., "Psicología del Desarrollo de la Edad Adulta. Teorías y Contextos", *Revista Complutense de Educación,* Vol. 16, n° 2, Madrid, 2005.

MARRINER TOMEY, A. y ALLIGOOD, M., *Modelos y teorías en enfermería,* Editorial Elsevier Mosby, 6ª edición, Madrid, 2007.

MOLINA, S. (Compiladora), *Aspectos psicosociales del Adulto Mayor. Salud comunitaria, Creatividad y Derechos Humanos,* Ediciones de la UNLa, Lanús, 2004.

MORAGA, V., "Un lugar en el mundo", *Rumbos,* n° 282, Buenos Aires, 18 de enero de 2009.

MOSSELLO, F. y MELANA, M. (Compiladores), *Memoria e identidad cultural. Construcción de identidades culturales a partir de proceso de escritura de ficción,* Advocatus, Córdoba, 2007.

NAVARRO SUSTAETA, P., "Las dos formas de la reflexividad social humana: reflexividad reflectiva y reflexividad disipativa", *Trabajo de Tesis de Licenciatura de Trabajo Social.* Universidad de la República, Documento 9, Uruguay, Dirección URL:http://www.rau.edu.uy/fcs/dts/Psicologiasocial/d09reflexividad.pdf > [Consulta: 10 de abril de 2010].

PAMPLIEGA DE QUIROGA, A., *Enfoques y perspectivas de psicología social: desarrollos a partir del pensamiento de Enrique Pichon-Riviére,* Ediciones Cinco, Buenos Aires, 2005.

PAMPLIEGA DE QUIROGA, A., *Psicología social y crítica de la vida cotidiana,* Ediciones Cinco, Buenos Aires, 1995.

PICHON-RIVIÉRE, E. y PAMPLIEGA DE QUIROGA, A., *Psicología de la vida cotidiana,* Nueva Visión, 13ª edición, Buenos Aires, 1999.

POZO MUNICIO, I., *Aprendices y maestros: La nueva cultura del aprendizaje,* Alianza, Madrid, 1999.

QUINTERO OSORIO, Marialcira, (Compiladora), *La salud de los adultos mayores. Una visión compartida,* Venezuela, Ediciones del Vice Rectorado Académico, Universidad del Zulia, 2008.

Red Latinoamericana de Gerontología, "Estudio Norteamericano anuncia las nueve principales tendencias de cambio mundiales debido al envejecimiento poblacional", Envejecimiento y vejez, Santiago de Chile, marzo de 2007, consultada el 12 de septiembre del 2009 en www.gerontología.org, (tr. De Dr. Cormac Bustillo)

RIZO, M., "Exploración conceptual de la psicología social y la sociología fenomenológica en la construcción de la comunicología. Repaso histórico y perspectivas hacia el futuro", *Razón y Palabra,* n° 61, México, febrero de 2010. Dirección URL: http://www.razonypalabra.org.mx/n61/mrizo.html> [Consulta: 20 de abril de 2010].

ROCHETTI, A., "Una reflexión sobre la inserción de los Adultos Mayores en la Universidad", *Sendero,* n°2, Villa María, 2001.

SAN MARTÍN PETERSEN, C., "La espiritualidad en el proceso de envejecimiento del adulto mayor", *Hologramática,* Facultad de Ciencias

Sociales, UNLZ, n° 8, vol.1, Año V, Dirección de URL: http://www.cienciared.com.ar/ra/doc.phpn=828.

SÁNCHEZ HERRERA, B., "Bienestar Espiritual en personas con y sin discapacidad", *Aquichán* n° 1, Año 9, vol. 9, Colombia, abril de 2009.

SCHUMACHER, K., JONES, P., MELEIS, A. "Helping elderly persons in transition: A framework for research and practice", en: SWANSON, L. y TRIPP REIMER T., (Editors), *Advances in Gerontological Nursing*; Life transitions in older adult, n° 3, Springer Publishing, Nueva York, 1999.

SCHUTZ, A., *La construcción significativa del mundo social*, Paidós, 1ª edición, Barcelona, 1993.

TAMER, N., "La perspectiva de la longevidad: un tema para re-pensar y actuar", *Revista Argentina de Sociología,* Envejecimiento y Vejez, n° 10, Buenos Aires, mayo-junio de 2008.

TAYLOR, S J y BOGDAN, R, "Introducción a los métodos cualitativos de investigación. La búsqueda de significados", Paidós, 1° ed., 4° reimpresión, Barcelona, 1998.

TRIVIÑO, Z., SANHUEZA, O., "Teoría y modelos relacionados con calidad de vida en cáncer y enfermería", *Aquichán,* n° 1, vol. 5, Colombia, 2005.

UNIVERSIDAD NACIONAL DE VILLA MARÍA, *Proyecto Institucional*, 2ª Edición, Diciembre 1996.

YUNI J. y URBANO, C., "Educación de personas mayores", Clase Virtual de la Especialización en Psicogerontología, Universidad de Maimonides, Buenos Aires, 2008.

YUNI J. y URBANO, C., "Condiciones y capacidades de los educadores de adultos mayores: la visión de los participantes", *Revista Argentina de Sociología,* n° 10, Buenos Aires, mayo-junio 2008.

YUNI J. y URBANO, C., *Educación de adultos mayores. Teoría, investigación e intervenciones*, Brujas, Córdoba, 2005.

YUNI J. y URBANO, C., *Mirarme otra vez. Madurescencia femenina*, Editorial Mi Facu, Córdoba, 2001.

YUNI, J., "El Aprendizaje y el Cuidado de la Salud del AM. Un Enfoque

Psicopedagógico y Cualitativo". Disertación Posgrado *Los Nuevos Paradigmas sobre el Aprendizaje de la Salud en el Adulto Mayor,* Universidad Nacional de Villa María, Villa María, Octubre 2008.

YUNI, J., "Intereses, necesidades y motivaciones educativas de los adultos mayores", *Especialidad virtual en Gerontología,* Universidad Nacional de Maimónides, Buenos Aires, 2008, Capitulo 9, [obra inédita].

YUNI, J., "Envejecimiento y cambio cultural: tramas y configuraciones emergentes", en YUNI, J, URBANO, C. y ARCE, M. *Discursos sociales sobre el cuerpo, la estética y el envejecimiento,* Brujas, UNC, SAGG, Córdoba, 2003.

ANEXO

MATRIZ DE DATOS:
*experiencias de los AM respecto de sí mismos,
la familia y los otros*

Experiencias de los AM en relación a sí mismos

Estrategias personales de afrontamiento	➢ Aprovechamiento de oportunidades para el desarrollo de potencialidades y capacidades - factores intelectuales, culturales y experiencias previas determinantes del "animarse" a hacer cosas.	*NE:* - *"De ese no animarse, porque muchas veces cuesta animarse, está bien depende a veces del nivel de conocimiento y de lo cultural…"*
	- oportunidad de concretar sueños postergados en relación a lo artístico. Descubrimiento de potencialidades.	*LI:*- *"Mis deseos de pequeña siempre fueron ser bailarina clásica o incursionar en el teatro,… en aquella época vivía en un pueblo chico y no había profesores. He hecho… folklore, porque me gusta bailar…"* *Descubrí en el taller literario que escribo muy bien y no lo sabía, en la primaria sólo hacía composiciones y de golpe escribo cuentos, poesías y hago narraciones".*
	- cambio ante situaciones nuevas, la posibilidad de elegir con libertad y actualizarse	*CA:* - *"… ahora mi mamá tiene 88 años, no ve bien, la tienen que operar de cataratas y yo vivo más con ella que con mi marido… Y queremos, no, en realidad yo quiero venirme, porque hace 4 años que le vengo diciendo -se refiere al marido- ¿por qué no nos vamos a vivir a la ciudad?… Yo me estoy dedicando a lo que me gusta: inglés y computación. Me alcancé a comprar una computadora y ya estoy con todos igual en Google".*
	- adaptarse a los cambios, dificultades y situaciones nuevas.	*NA:* - *"En mi caso, por mi rutina diaria de trabajo y obligaciones, como miembro de una familia… no podía realizar mis proyectos…"* *OC:*- *"Muchas veces como en el caso mío, medio sordo, que no escucho, con los dedos duros -Y se ríe- otra enfermedad no tengo, pero todo es producto de la vejez… y uno va decayendo, pero lo que nunca va a decaer es esto de la parte mental".* *"Yo era músico y cuando deje esta*

		actividad y vine acá, me dedique a la literatura, porque descubrí que como la música me permite expresarme". AZ: - *"Resulta que, la gente, después de los 50 años, tiene mucha vida por delante, los hombres nos jubilamos a los 65… tenemos experiencia que uno quiere volcar en los demás, pero que no sabe cómo hacerlo o integra comisiones de clubes de centros vecinales, se dedica a la política, inclusive, o se prepara para si mismo, para sentirse bien, mejor; enriquecerse culturalmente y hacer cosas que nunca pensó… porque antes no tenía tiempo"…. Porque si me encontrara con las mismas dificultades, las tomaría de la misma manera, porque no perdí el ímpetu, ni lo voy a perder nunca, no cambie mi manera de ser, difícil que la cambie a esta altura de mi vida. Me voy adaptando cada vez…"*
	➢ Mantenerse actualizado y activo física y mentalmente	VI: - *"… bueno para mí se me abrió la puerta… de la libertad, porque empecé a hacer lo que a mí me gustaba, porque yo siempre quise levantar mi nivel cultural, que no tenía más que el secundario de grande, terminé el secundario a los 50 años".* CE: - *"Y luego todo eso pasa porque uno empieza a acomodar las ideas, a aclarar los conceptos, entonces se da cuenta de que todo eso son fantasmas que uno ha creado, pero que en realidad uno no es un escogido para vivir lo que vive, sino que, en todo caso es lo que me toca vivir pero hay que hacerlo con alegría y no con resentimiento y odio".*
	➢ Hacer ligado al disfrute	NA: -*"Yo soy profesora de inglés, ya jubilada, pero sigo dando clases particulares en mi domicilio… realizo actualmente inglés porque esto me ayuda a mantenerme actualizada, además de hacer gimnasia y bailar salsa".* VE: -*"…empecé a hacer un curso de computación, el año pasado. Hice ese*

curso para mantenerme más comunicada con los jóvenes, sobre todo con mis nietas; ya que los chicos de esta generación, vienen con la tecnología incorporada y quería mantenerme actualizada en esto. Es importante mantenerse activa y sobre todo la parte mental, porque si no se atrofia".

RO: - "Vivo sola. No me gustaría depender de nadie...para seguir disfrutando de mi independencia. Yo manejo y me movilizo en mi propio vehículo, llevo a mis amigas y compañeras de curso".

OC: - "Muchas veces como en el caso mío, medio sordo, que no escucho, con los dedos duros -Y se ríe- otra enfermedad no tengo, pero todo es producto de la vejez... y uno va decayendo, pero lo que nunca va a decaer es esto de la parte mental".

"Yo era músico y cuando deje esta actividad y vine acá, me dedique a la literatura, porque descubrí que como la música me permite expresarme".

NE: - "Yo vine porque me gusta la literatura...mi situación es un poco distinta porque yo estoy en actividad plena, no vine por el hecho de ser jubilado, vengo porque me gusta la literatura".

AZ: -"Siempre hay tiempo para seguir estudiando...uno no tiene que tenerle miedo a los avances tecnológicos... que es el mayor problema que tenemos la gente grande, aparecen tantos cambios que a veces nos resulta un poco difícil adaptarnos. Por eso uno nunca sabe donde surgen cosas y no hay que dejarlas pasar, hay que aprovecharlas.... pero si nos hemos mantenido bien físicamente e intelectualmente tenemos mucho para dar... si uno es inquieto y quiere hacer algo diferente tiene que desafiar y vivir actualizado.

Siempre he estado en actividad, he sido

		un tipo muy, muy activo y me mantuve bien físicamente, porque me he cuidado en ese sentido, he sido muy metódico, Los cambios son importantísimos, porque son desafíos, igual que las crisis, de las cuales algo rescatamos". VI: -"… mi vida de 30 no puede ser como la de los 70, que estaba vital, ahora, a los 80 ya no; la salud y este problema con la vista, pero espero que se me solucione, tengo esperanzas…"
	➢ Aprendizaje continuo	NA: - "…me gusta mucho leer y bailar…" FU: - "…a mí me gusta todo lo que hago y lo hago con alegría…" OC: -"En la música yo expresaba mis sentimientos y en la literatura ahora también, es como una continuación de la función que tenía y estoy entretenido, contento. Acá uno viene porque le gusta, es libre, hace lo que le gusta…". NE: -"Acá nos dan consignas y hay que hacerlas, está bien no es obligatorio, yo puedo venir y decir no la hice, no me van a decir nada, ni me van a retar, pero no sería ético, además por respeto a los demás". "… hay gente que no necesita este tipo de espacios, este tipo de disfrute...Yo digo: triste debe ser la persona que llega a la 3a. edad sin tener un hobby o algo que hacer… yo tengo que hacer la mía, si yo no tengo mis cosas no van a venir...a entretenerme a mi…" LI: - "…yo me entretengo, me divierto, me gusta actuar, me gusta estar sobre el escenario, si, a mi me gusta". AZ: -"A mí me gustó el canto siempre, pero si yo lo hacía profesionalmente era un trabajo…ahora lo hacemos, simplemente por disfrute de la cosa….Lo más lindo es juntarse con los amigos a cantar, porque no lo hacemos bajo presión, cantamos porque nos gusta…me encanta el trabajo físico...me

		encanta trepar montañas… También me gusta escribir. Yo escribí un libro y tuve una experiencia muy grande…" CE: -"… primero tiene que ser uno el sorprendido, el que se reconforta con lo que acaba de hacer y más allá de eso están los valores que le ponga la gente, de la producción que uno haga… comencé a sentir que reflotaba y después me sentí gratificado, porque gané una beca, me fui a Italia, estuve un tiempo largo,… hice muestras allá también, así que eso fue muy bueno".
	➤ Superación de sí mismo y vulnerabilidad: se reconocen aspectos de vulnerabilidad, pero la autorreflexión la lleva a superarla.	FU: -"Aprendí a coser con un sistema fácil,… Cuando apareció la máquina de tejer aprendí a hacer pulóver, saquitos, yo ya estaba casada... pasó el tiempo… aprendí a cocinar y encuadernación, yo ya tenía 35 años…Después terminé el secundario de adultos, tuve que rendir todos los grados de la primaria porque las monjas decían que no tenían ningún certificado… hago dibujo, pintura, ajedrez, caminatas, inglés, el año que viene, tengo pensado hacer historia del arte".
	➤ Superación de sí mismo /autotrascendencia/vulnerabilidad	VE: - "Ahora estoy haciendo italiano y gimnasia, tres veces a la semana…" RO: -"...comencé de muy pequeña con la música y seguí durante toda mi vida con esto, al mismo tiempo que me formé profesionalmente. Yo soy licenciada en obstetricia, fui cosmetóloga y masajista, además soy profesora de piano y canto. Formo parte de la comisión de cultura. Canto en el coro del Centro Vasco y Polifónico". OC: - "Uno toma esto con seriedad, cumple las consignas que le dan, no vengo a tomar mate o verle la cara al otro porque sí, no, vengo y lo tomo como una obligación, pero porque me gusta, sino no tendría razón de ser". LI: -"… he hecho teatro, gimnasia, un tiempo de italiano, inglés y folklore…

		Este año hago gimnasia, teatro y taller literario". *CA: -"Y ahí, cuando yo vi que daban computación e inglés, me dije yo voy. Y le dije a mi marido por teléfono: voy a empezar inglés y computación... Pero yo hace del año 89 que le digo llevame a aprender inglés, porque me gustaba".* *AZ: -"Es importante estudiar, seguir estudiando, no quedarse. A mí me cuesta mucho todo lo que es tecnología y la electrónica, pero yo agarro la computadora y la hago funcionar".* *VI: -"...siempre seguí haciendo algo, hacía pintura, historia del arte, psicología.* *Lo único que estoy haciendo es coro...y yendo a pileta, donde hago ejercicios y juegos".*
	➤ Superación de sí mismo /autotrascendencia	*FU: -"Yo no dormía de noche, entonces dije tengo que hacer algo para salir de esto, entonces entré a Bellas Artes, pero me di cuenta que tampoco era para mí. Pensé tengo que ir a algún taller y fue ahí cuando encontré al PEUAM... además lo que hago lo he aprendido...estas cosas salen de uno mismo que quiere superarse".* *RO: -"Yo tengo proyectos para hacer y continuar con mi vida social... Espero seguir activa como hasta ahora..."* *"Mi temor es enfermar y tener que depender de alguien que me cuide, espero llegar a la muerte de forma rápida y no quedar postrada sin poder disfrutar de la vida como a mí me gusta...* *VI: -"Mi sueño sería ir a Suiza, porque mi abuela era suiza, pero me parece que no voy a llegar".* *CE: -"Yo, en mi caso personal, a esta altura de mi vida comienzo a decir que estoy viviendo una tercera vida, no escapa a mí de que, en realidad, he vivido una sola vida, cronológicamente soy el mismo, físicamente y espiritualmente,*

		pero hay hechos, hay cosas que producen en uno como un clic, en donde hay, por no decir una fractura, porque eso sería como desarticularlo a uno y uno no es así. Yo creo que hay como un clic,…no es la continuación de lo otro, es como un inicio, por eso digo de las tres vidas porque no lo tomo como que esto sea un enganche de lo otro". … yo notaba que mientras pintaba o hacía escultura, conseguía tal abstracción que todo el resto de lo que pasaba en el mundo no me importaba… además la autoestima se iba elevando porque yo no podía creer lo que acababa de hacer". OC: -"Ya le escribí poesías a mis nietos y siete libros de autobiografías y de cuando éramos jóvenes con mi señora., no sé si están muy bien, pero los hice yo. Uso la computadora, imprimo y hago las encuadernaciones en casa. El que lo quiera leer ahí está. El asunto es hacer algo bien o mal, pero hacer algo". NE: -'Es el orgullo que tiene uno… aunque no sé si está bien o mal, o más o menos, pero lo hice yo". AZ: -"Uno no sabe que tiene potencial para hacer las cosas… cuando superó esa etapa (de trabajar para afianzarse económicamente) y se da cuenta que no necesita tanto para vivir, entonces lo que le queda de vida hay que vivirla lo mejor que se pueda. Y no sólo esto, se viaja se conocen nuevos lugares, en todo sentido se enriquece la persona".
	➢ Espiritualidad.	VE: -"Creo mucho en Dios y estoy muy agradecida por la vida que me tocó vivir…" VI: -"… y bueno para que me voy a amargar si confío en el Señor que me ayude, que me dé un tratamiento que me alivie un poco y bueno adelante…". 'Estos 10 años para mí son un regalo de Dios, un regalo de la vida…" CE: -"…justamente porque la vida de

		cada uno hace de que, esa vida tenga el resultado del anuncio de Dios en la persona misma...así transcurrió mi vida, mucho contacto con la naturaleza, porque la naturaleza cura, también… el ver a una planta que nace, una vaca que pare, un animal que crece, eso es energía pura, entonces si uno tiene la sensibilidad para observar eso, para percibirlo, eso te nutre y te da mucha fuerza y energía..."
	➢ El disfrute en el hacer y en el vivir cotidiano: Expectativas de mantener la salud para disfrutar de la independencia.	RO: -*"...me gusta mucho viajar; y me gusta mi independencia. Yo canto, lo hago porque me gusta, lo disfruto".* CA: -*"… yo me acuerdo muchas cosas en alemán como canciones, contar y el abecedario, son cosas que me salen todavía, pero a mí me gusta el inglés, inglés y computación, ¡me encanta!, ¡me encanta"!*
	➢ Adaptación	LI: -*"… cuando he ido al psicólogo, me ha dicho que tengo una coraza, tan espesa, ¡tan espesa! que si se juntaran un poco la M de afuera y la de adentro; que es la verdadera ¡qué tipo de mujer que serías! ¡Porque sos bárbara! Tenés unos sentimientos, una forma de ser, de ver la vida. Pero esa coraza no te deja".* VI: -*"… estoy pasando por un problema muy serio con la vista, en la vista que no veo… porque si yo me voy abajo no tengo a nadie, estoy solita, vivo sola…"* CE: -*"A veces mucha gente me pregunta ¿cómo no volvés vos a ejercer la profesión? Yo no estoy impedido para hacerlo,… si la tuviera que ejercer, la ejercería por otros motivos distintos...creo que hoy el abordaje de la profesión sería desde otro punto de vista, pero no,…ahora que estoy sano… no, no me llama la atención, es decir se me abrió un panorama muy distinto, tengo una vida mucho más tranquila…así que voy mucho al campo con el tema de los animales, el tema del arte, del baile, que también lo puedo ejercer… y bueno es otra cosa".*

| Filosofía y estilos de vida condicionantes en la elección de proyectos vitales | ➢ Concepciones:
- reflejadas a través de su experiencia, "mientras haya vida hay que vivirla y disfrutarla".
- legado como idea de trascendencia.
- compromiso como motivador
- compromiso como la adrenalina para hacer cosas
- del cambio como generador de crisis

- de la innovación, la vejez ligada a la sabiduría, de las actitudes positivas para el logro del bienestar

- del arte como salvavidas, de cada nueva oportunidad como un inicio y un descubrimiento; y del amor que cura | NA: - "Puedo decir que mientras haya vida hay que vivirla de la mejor manera y disfrutar de ella, haciendo lo que a uno más le gusta".
RO: - "se debe ocupar la vida y dejar algo en la vida".
OC: -"...yo...vengo y lo tomo como una obligación, pero porque me gusta, sino no tendría razón de ser".
NE: -"Esto uno lo toma como un compromiso y eso le da una adrenalina para hacer cosas".
LI: - "Yo soy jubilada...pero no me resigno a estar jubilada, a mi me gustaría seguir trabajando en una oficina, armar, desarmar, acomodar, yo no me resigno a estar sin laburo".
AZ: -"Muchas veces me pongo a pensar hay mucha gente que nunca hizo nada y no va a hacer, porque no tiene el empuje suficiente o la valentía para encarar algo diferente, porque a la gente le asustan los cambios. Lo innovador es lo que incentiva al otro a hacer cosas".
AZ: -"Yo creo que la gente que es más viejita se va poniendo más sabia, se da cuenta hasta donde puede presionar. Yo ahora soy más de escuchar que de expresarme...Siempre hay tiempo para mejorar y para mejorarse. Yo creo que todas las personas que hacen algo para sentirse bien son buenas para la sociedad, porque reflejan a los demás esos estados de ánimo.... entonces lo que le queda de vida hay que vivirla lo mejor que se pueda".
CE: "A partir de allí conjuntamente me aparece el tema del arte, de una manera que uno no sabe si yo me acerqué al arte o el arte se acercó a mí, y yo lo tome de un comienzo como un salva vidas... Que linda vida y realmente la vida tiene muchas vueltas, que la hace interesante y hay que vivirla con la misma intensidad de siempre. Yo, la vivo como un inicio de |

			vida, no es una continuación; como les dije antes tengo todo para descubrir, es como si no hubiera vivido.
			...y finalmente yo digo que llegué a buen puerto, porque también el amor cura, entonces tuve una relación de noviazgo con una chica... y eso me sacó, directamente me hizo llegar a feliz puerto, muy bueno, ¡realmente muy bueno!".

	➢ Autoconcepto	
	- Como persona audaz y callejera.	FU: -"…yo siempre he sido callejera… yo ahora me doy cuenta a quien salí tan audaz….yo decía que había que seguir luchando… "
	- Como melancólica	LI: -"Yo soy muy melancólica, me deprimo; ahora estoy hablando con Uds. riendo y en un rato estoy sentada, pensativa"
	- Como trabajadora, con capacidades para "hacer de todo"	CA: -"Desde los ocho años que sé cocinar, mi abuela tenía una hermana que tenía una confitería y yo andaba en el medio. Los chicos míos cuando eran chiquitos, decían: mi mamá es una mujer que sabe hacer de todo, sabe poner inyecciones, cose, borda, teje, mi mamá sabe de todo, cocina, plancha, limpia…"
	- Fuerte, vehemente, responsable, sincera y con valores, muy estricta consigo misma.	IN: -"Yo siempre fui muy fuerte igual que mi madre… Soy muy vehemente con mis cosas, muy responsable y me define como una persona con valores por sobre todo, sincera y que no voy a cambiar, prefiero afrontar sufrimientos y las situaciones antes que cambiar mis valores y forma de ser".
	- Como trabajador transgresor	AZ: -"Yo he sido muy inquieto y hacía una vida de locos, fui deportista, tenía entrenamiento tres veces por semana… a la hora de la siesta en lugar de venir a comer iba a entrenar, o venía a la noche, me ponía el buzo y salía a correr, no me importaba la hora, si hacía frío o calor… Yo intenté hacer de todo en mi vida…"
	- Como optimista	CE: -"En cambio a mí, creo que me sirvió mi ignorancia, en el sentido de que cada uno es ignorante de lo que no conoce, yo lo soy de la medicina, en cambio nunca me puse que no se podía, tampoco que se podía, yo lo intentaba, yo todo lo intento, soy muy optimista de todas las cosas saco lo positivo…".

		➢ Actitudes	
		- Activas y también las limitantes, como "falta de espíritu".	FU: -"…siempre he tenido cosas para hacer y estar en actividad…no me gusta estar como esas viejas que se aplastan y no hacen nada y se deprimen, yo lo veo como falta de espíritu".
		- Activas y posibilitadoras de una trayectoria saludable.	VE: -"No soy partidaria de quedarme en casa, sentada frente al televisor, sin hacer nada… es una gran cosa para el adulto mayor, porque nos dan un espacio para mantenernos activos y realizar lo que a cada uno nos gusta".
			RO: -"…yo no entiendo otra forma de vida que no sea lo activo y creativo".
		- Activas y creativas durante toda la vida	CE: -"…yo vivo solo en mi casa, ¿soy, mmm, autosuficiente? no, porque sería mucha petulancia, pero sí, me las arreglo, cocino muy bien, me hago mis pastas; amaso, me preparo la ropa, me limpio mi casa, eso a mí me pone muy contento, porque después de haber estado tan, tan mal ,estuve un año casi, en silla de ruedas, donde tuve que volver a aprender a caminar, entonces cuando empiezo a mirar lo que ocurrió me hace sentir bien., si, si".
		- Activas y creativas, posibilitadoras de una trayectoria saludable	OC: -"..esto que hago es necesario, porque si no entraría en apatía y eso no quiero...es como vivir nuevamente y más que todo lo mantiene a uno vivo y en relación, en convivencia, saber convivir y estar con la nueva gente, tratar con respeto, ser buen compañero y no vivir como un ermitaño".
			AZ: -"Yo he sido muy inquieto y hacía una vida de locos, fui deportista, tenía entrenamiento tres veces por semana… a la hora de la siesta en lugar de venir a comer iba a entrenar, o venía a la noche, me ponía el buzo y salía a correr, no me importaba la hora, si hacía frío o calor… Yo intenté hacer de todo en mi vida…"
		- Activas y autogestoras durante toda la vida	LI: -"Yo tengo bien en claro que no soy vieja y que tengo mucho para dar, tengo mucha capacidad de trabajo. He hecho

		- Activas y también las limitantes, como conflictos de valores personales y con la sociedad, vivenciadas como invisibilidad y la pérdida de poder o dominio a partir de la jubilación.	muchas cosas antes de jubilarme". IN: -"…venir al PEUAM me permite seguir estando en actividad intelectual, intercambiando con otras personas mis pensamientos... Me agrada mucho la actividad intelectual, leer para transferirlo a otros, no para mí, no me agrada sólo para mí". "Las expectativas de jubilarse, para hacer lo que uno posterga en la vida, en la realidad, al menos en la mía desaparecen… Opino que los AM no son considerados por la sociedad, son excluidos, no existen. Es muy difícil cuando uno se jubila porque ya no tiene poder o dominio sobre nada, ni en el trabajo, ni con los hijos…"
		- Configuran percepciones del final de la vida	VI: -"Y ahora, claro, estoy entrando en otra... Mm., en un bajón... Un bajón final, diríamos, porque tengo 83 años".
Eventos condicionantes de afrontamientos	➤ Evento marcador	- la jubilación como oportunidad para el hacer y el disfrute.	NA: -"Disfruto de mi vida de jubilada ya que ahora puedo hacer lo que no podía hacer cuando no lo era…" RO: -"Después de jubilada quería mantenerme activa y seguir desarrollando mi condición de artista". AZ: -"Pero cuando llega a la edad adulta le cambia la rutina, porque ya no tiene el trabajo que tenía antes, entonces necesita complementar las horas que le sobran, porque a veces no sabe disfrutar del ocio, -se ríe- y sigue estudiando y sigue preparándose, afrontando nuevos desafíos, hace cosas que, debido a su trabajo, no pudo hacer cuando era joven. Dedicarse a hobbies como cantar, estudiar idiomas, hacer pintura, otras cosas". VI: -"Yo he viajado antes, cuando estaba en actividad, cuando todavía tenía dinero… pero hace años, antes de jubilarme, cuando podía…"
		- la pérdida relacionada a la muerte de los padres.	FU: -"La pérdida más grande fue cuando murieron mis padres, eso no lo pude superar, tuve que ir a un psicólogo…"

	- la pérdida del trabajo y la jubilación, con las limitaciones económicas ligadas a ella.	CE: -*"Yo soy solo, mi madre muere primero en el año 2001 y mi padre el año pasado, así que yo vivo solo en mi casa..."* LI: -*"No, del trabajo en el que estuve veintiséis años, ¡me echaron! y sin decirme porque...esa es una de las cosa que tengo aquí atravesadas... y bueno, acá estamos –y se ríe- sobreviviendo, como dice la canción... además tengo problemas económicos... gracias que tengo una jubilación con lo que pago el alquiler y todo lo demás y no me alcanza para llegar a fin de mes".* *"....ya no cuento con el sueldo que tenía antes y siento que la sociedad te margina... Cuando me jubilé es como si hubiera dejado de ser... Ayer fui al banco a cobrar y estábamos en una cola impresionante y cuando nos acercamos con otra amiga a hablar al mostrador reclamando el tiempo que estábamos esperando nos contestó un joven: -No se preocupe señora, justo el gerente está en este momento en la municipalidad tratando el tema de los adultos mayores..., me pareció que encima se burlaba de nosotros".*
	- la abuelidad, como experiencia novedosa.	IN: -*"Voy a ver si puedo continuar con mis actividades ya que para fin de año nace mi primer nieto... Tengo muchas ganas que nazca, dicen que es maravilloso tener un nieto. Eso dicen que te cambia la vida, eso espero...."*
➢ Evento situacional - Viajes.		NA: -*"Tuve oportunidad de viajar a Europa... Viajé en varias oportunidades a Bariloche".* RO: -*"He hecho muchos viajes con mis amigas y con los integrantes del coro..."* LI: -*"...antes viajaba siempre, porque por lo menos una vez al año me tomaba mis vacaciones"* AZ: -*"...he tenido la posibilidad de viajar mucho, gracias a Dios... estuve dos meses en Israel por una beca que me dieron..."*

	- cambio de escenario laboral como desafío a la rutina.	VI: -"A mí eso de viajar, esos viajes culturales, es una cosa que siempre me gustó, los tuve ya de grande… un poco tarde, pero los pude hacer… " CE: "..me fui a Italia, estuve un tiempo largo allá, hice muestras allá también, así que eso fue muy bueno, pero previo había ido a Cuba, estuve como un año allá..." AZ: -"Yo tuve la suerte de cambiar, muchas veces de trabajo y siempre me han tocado jefes excelentes, todos diferentes, pero que me han dejado una enseñanza; y como yo siempre he buscado el perfeccionismo - se sonríe, y agrega- es un defecto más que una virtud, me rodee de gente que sabía más que yo. Tuve unos jefes espectaculares, pero yo cambiaba muy seguido de trabajo, no me gusta mucho la rutina. Yo cada seis años, era mi promedio, tenía que buscar algo, era un desafío. La rutina me enloquecía".
	➢ Evento accidental. - enfermedad incapacitante, con consecuencias en la vida personal y profesional, generadora de crisis e incertidumbre acerca del significado de la vida y creencias religiosas. - muerte de la hija	CE: -"Eso hizo que me retirase de la profesión y ahí sí se produjo una crisis muy grande en mí, porque es como un aislamiento que comienzo a tener, una cantidad de cosas que se van dando; digo yo que es como una tormenta, donde uno trata de buscar los culpables, uno cree que son agentes externos a uno, inclusive se conmueve hasta la misma creencia en Dios, y hasta él mismo pasa a ser el responsable de todo lo que uno está viviendo, es una crisis catastrófica la que se vive en ese momento". VI: -"Hace como treinta años que vivo sola, pero tengo dos hijas, una vive en el extranjero (Canadá) y la otra vivía en Bs. As., porque no está más, ¡pobrecita!, murió - mientras hablaba observé que era una Sra. bien parecida, agradable, con una mirada transparente, que infundían confianza-; así que ahora estoy muy sola…"

| No eventos condicionantes de afrontamientos | - Imposibilidad de cumplir el sueño de su vida, casarse por amor y tener una familia.
- Deseo no realizado: seguir estudiando.

- Expectativas postergadas, no concreción de proyecto creativo.

- Expectativas y sueños no concretados.

- No poder tener más hijos. | LI: -"Mi sueño era tener una familia. Sí, yo había proyectado mi vida, tener mi familia propia, mis hijos y cuando tuve oportunidad de casarme no quise, porque no estaba realmente enamorada…"
VE: -"No pude seguir estudiando, porque para eso, me tenía que venir a Villa María, y a mi padre no le parecía bien; ya que era muy lejos para venir sola.
CA: -"… no me dejaron estudiar, que era lo que yo más quería".
IN: -"Ahora quisiera emprender algo como un círculo… La idea era formar como un salón de té para discutir de filosofía, no de libros sino de la vida de todos los días, pero no logramos juntarnos; había otros interesados pero no logramos empezar. Pero es un sueño…"
VI: -"Y veo en la tele, en las novelas, que siempre ¡Che! no vaya a ser cosa que te pase algo, que tengas que llorar, que siempre tenés un hombre para eso; yo ¡jamás lo tuve!; en los 83 años jamás lo tuve, ¿dónde está? ¿De qué país soy? que no tengo el hombre. Hay pasajes en la vida que no salen en la tele…""Mi sueño sería ir a Suiza, porque mi abuela era suiza."
VE: -"Después de varios intentos, pude quedar embarazada del único hijo que tengo, ya que no pudo tener más". |

Experiencias de los AM en relación a la familia

| Eventos familiares condicionantes de afrontamientos | ➢ Evento marcador:
- viudez como nueva oportunidad de vivir en pareja.

- pérdida de los padres difícil de superar.

- experiencia del "nido vacío".

- muerte de padres y hermanos (añoranza).

- experiencia implícita del "nido vacío".

- muerte del padre a edad temprana.
- abuelidad | "NA:- Soy casada en segundas nupcias. Tengo cuatro hijos del primer matrimonio del cual quedé viuda hace 12 años, y tengo 5 nietos".
"FU:-yo ya había quedado viuda y me había ido a vivir con mi papá, porque mi mamá también había fallecido, yo tenía 53 años."
"La pérdida más grande fue cuando murieron mis padres, eso no lo pude superar, tuve que ir al psicólogo, no me afectó así cuando murió mi marido"
"VE:-Nos quedamos solos (con esposo) mucho tiempo porque su hijo terminó el secundario se fue a estudiar a (otra ciudad)."
"CA:-En el año 82 se me fueron los chicos a la universidad y me agarró depresión y el Dr. después me dijo: '¿No será la depresión del nido vacío?'"<br>"AZ:- se fue muy joven a estudiar a Córdoba y no volvió más, encontró al amor de su vida y se quedó. Nos quedamos solos muy jóvenes."
"VI:-Se ve que como madre he fracasado, porque yo creí que hacía lo mejor... yo le di lo mejor que pude, se ve que no fue, porque si está tan alejada esta chica, que es lo único que tengo, que ahí fracasé. Según ella me acusa de que soy severa, bueno a mí me criaron así. Si uno tuviera la guía de cómo ser madre."
"RO:-Siento la falta de mis padres y hermanos, ya que los perdí a todos y no tengo más familiares en el país."
"NE:-los hijos se van y nos quedamos solos, tengo hijos de 20, 22 y 25 y es hola y chau..."
"LI:-Primero murió mi padre siendo muy joven..."
"IN:-Voy a ver si puedo continuar con mis actividades ya que para fin de año nace mi primer nieto, de mi hija y ella me ha |

		dicho: -Ya veremos cómo te acomodas para cuidar al bebé y para seguir con tus actividades…"
	➢ Eventos situacionales: - viajes compartidos con la pareja.	"NA:-Tuve oportunidad de viajar a Europa…, fui con mi esposo". "AZ:-Además somos muy viajeros los dos, nos encanta… lo que producimos económicamente lo volcamos en viajes. A nosotros no nos interesan las cosas materiales, pero si nos interesa y mucho viajar".
	➢ Evento accidental: - vida indigente de la hermana.	"LI:-Tengo problemas económicos, familiares, tengo problemas serios con mi hermana,… yo ya no sé qué solución buscarle, la echo veinte veces y vuelve y yo cada vez que la veo me hace mal, está sin laburo, está indigente, está de todo y tiene una capacidad terrible porque tiene un título y verla así… Yo dejé de estudiar para pagarle la carrera a ella y verla destruida como está, no, no entiendo, me mata…"
	- enfermedad de la madre.	"CA:- que mi mamá se restablezca después de la operación y que se sienta bien..."
	- fallecimiento de hija.	"VI:- que no está más, pobrecita porque murió."
Adaptación y asunción de nuevos roles y funciones.	➢ Diferencias en las obligaciones familiares según el momento del proceso vital.	"NA:- cuando no están jubilados, (las personas tienen) obligaciones como miembros de una familia".
Concepciones de familia	➢ Fuerte presencia materna: marcando eventos, etapas, como modelo, guía y consejera.	"FU:-pasó el tiempo y llegó el momento que se enfermó mi mamá…" "…mi mama me decía: -tené cuidado…-" "Mi mamá era muy audaz, yo ahora me doy cuenta a quien salí tan audaz, ella siempre buscaba el sí, siempre decía: -cuando te dicen no es porque te están mintiendo-, no esperes que los otros hagan

	➢ Idea de padres que hacían sacrificio para llevar adelante la familia y necesidad de retribuirles. ➢ Idealización del hermano y modelo para su vida. ➢ El control como idea y práctica dominante en una época.	las cosas por vos." "FU:-Todo se hacía con sacrificio de ella y de mi padre…" "FU:-Yo con mi hermano jugaba mucho, para mi él era todo porque él había hecho todo. Me decía: -vos vas a ser maestra-." "FU.-Con mi mamá íbamos a Córdoba a visitar a mi hermano, pero ella me dejaba en la pensión donde se hospedaba mi hermano y ella se iba a la universidad a ver si mi hermano estudiaba y cómo le iba con las materias."
Filosofía y estilos de vida familiares condicionantes de proyectos vitales:	➢ Concepciones de familia - como diseñadora de modelos nucleares o extendidos, según el momento histórico-cultural. - implícitamente concepción de pareja que permite afrontar la vida juntos. - implícitamente concepción de pareja como "complemento" para la vida. - como posibilitadora de autovalía.	"NE: -Antes, era normal que los padres se quedaran viviendo con sus hijos; en cambio ahora, los hijos nos pegan un patadón." "CA:-Pasamos muchas cosas, como todo el mundo, pero siempre tirando del carro juntos." "AZ:-Tuve la suerte de que mi esposa me aceptó loco como soy y prácticamente ella es la que mantuvo la parte económica de la familia, que si no hubiera sido un desastre- y se ríe- pero hemos sido muy unidos, muy luchadores." "CE:-Había ido a Cuba, estuve como un año allá, por el tema de la enfermedad, era cuando había tocado fondo; bueno eso también me sirvió de mucho, me sirvió, porque me permitió conocer una cultura distinta y me sirvió para ponerme a prueba de mi alejamiento con la familia y el medio y eso tenía mucho valor para mí, porque yo estaba muy deteriorado físicamente y no obstante, eso lo estaba haciendo y sobre todo para mí fue algo valioso." "CA:-Por la tradición de mi familia, al ser

		hija única y la más pequeña de las nietas, no me dejaron estudiar, que era lo que yo más quería…"
	➤ Gestión de las oportunidades: - postergación de los sueños de la mujer por condicionantes históricos, socio-culturales (desigualdades de oportunidades para estudiar) - según el momento del proceso vital familiar	"AZ:-Porque uno primero trabaja para cuidar a su gente, su familia, muchas veces están casados y otra para cuidar a sus padres, durante todo ese tiempo trabaja para afianzarse, más que nada económicamente y luego viene el tiempo de enriquecerse culturalmente. Ese es mi enfoque, hay gente que no piensa así." "...ellos vienen muy poco (la hija, yerno y nietos), por los niños, que demandan mucha atención, como estudian, están con muchas actividades. Y ahí está esa es una de las razones por las cuales, las personas no puede concretar sus sueños cuando son jóvenes. Porque tienen que dejar de lado sus inquietudes para volcarlo en la familia.
	- desigualdad de oportunidades en los miembros de la familia para estudiar y realizar actividades; diferencias de motivaciones según género y rol en la familia. - desigualdad de oportunidades en la familia para estudiar; satisfacción implícita por la autonomía e independencia de su madre.	"VI:-Yo me crié en el campo; sí, vivía en el campo muy sola, también… mis hermanas eran más grandes que yo y después había un montón de varones, así que a la casa siempre iban varones, a mí no me dejaban ir a jugar con los varones y me sentaban a hacer vainillas, aburrida! era una cosa horrorosa, sí, porque bordar por lo menos le vas poniendo color, pero una vainilla!..." "Cuando yo tenía edad de estudiar, una de mis hermanas mayores les planteó: como no me hicieron estudiar a mí ¿por qué la van a hacer estudiar a ella?... yo no me animé a decir nada por no tener problemas en la familia. Pero siempre quise estudiar." "VE:-No pude seguir estudiando porque para eso me tenía que venir a VM y a mi padre no le parecía bien, ya que era muy lejos para venir sola. Después con mi hermana fue distinto…" "-Mi madre vive y tiene 99 años, está con

		- influencia familiar en las preferencias artísticas y gusto por la música. - diferencias en las motivaciones para realizar actividades: según género, rol en la familia y momento histórico-cultural.	*una lucidez espectacular, vive sola… A mi madre no la llevaría nunca a un geriátrico…"* *"RO:-Provengo de una familia de artistas... mis padres eran músicos por lo que yo comencé de muy pequeña con la música y seguí durante toda mi vida con esto, al mismo tiempo que me formé profesionalmente."* *"NE:-por ejemplo, mi madre no tiene el conocimiento que tengo yo, porque ella no llegó ni a terminar la primaria y siempre estuvo abocada a la crianza de los hijos. y la mujer no trabajaba fuera de la casa, como ocurre ahora. Pero antes no era tan importante, ya que la mayoría estaba más o menos igual; ahora no, la mujer trabaja más fuera de la casa..."*
Estrategias de afrontamientos ante las transiciones		➢ Disfrute de los nietos y alegría ante la posibilidad de compartir la cercanía familiar. ➢ Adaptación y asunción de nuevos roles y funciones: - buscar autogestionarse y mantenerse independiente, aunque relacionados con la familia; tener ideas, proyectos y desarrollar actividades propias. - de hija cuidadora de su madre.	*"VE:-Tengo 2 nietas, que antes vivían en… (otra ciudad) y ahora se vinieron a vivir (acá), Estoy muy contenta porque los tengo a todos más cerca y además me llevo muy bien con mi nuera. Para mí es una hija más."* *"NE:-yo tengo que hacer la mía, si yo no tengo mis cosas, no van a venir ellos a entretenerme a mí…"* *"CA:-Y yo me tengo que quedar acá hasta que mi mamá se restablezca después de la operación y que se sienta bien, porque ya cumple 89 años, ya no es una nena. Ella se siente tan acompañada conmigo, pero cuando yo era soltera era tan brava, tan brava, con su única hija, porque estaban acostumbrados a que en la casa eran así -y pone la mano en línea vertical- y ahora es tan diferente conmigo, tan buena, cariñosa, es como si necesitara… Antes de venirme a*

	- resignación ante las pérdidas afectivas. ➤ Percepción de apoyo familiar: - percepción de estructura de apoyo familiar ante una necesidad.	quedar con ella, mi marido, me decía: para qué gasta tanto teléfono tu mamá? Te llama cuatro o cinco veces por día?, lo que pasa es que se siente sola, vos no entendés..." "VI:-Y ahí para mal, porque no fue una pareja buena...bueno tengo las dos hijas, tenía las dos hijas, ahora tengo una; tengo dos nietas, una de cada hija, pero tampoco tengo relación con las nietas, porque no las tengo, no las veo, no las he criado..." "VI:-Lo que no tengo es familia directa, sobrinas también, no son muy allegadas, pero si las necesito están. Bueno yo soy grande y ellas tienen su vida, son dos sobrinas, nada más, de parte mía."
Vínculos intergeneracionales	➤ Bienestar implícito en las relaciones interpersonales. ➤ Relaciones con miembros de su familia. ➤ Sometimiento a las decisiones de otras personas. ➤ Conflicto intergeneracional (Diferencias de edad y de pensamiento con sus hijos).	"VE:-Estoy muy agradecida por la familia que tengo". "CA:-Tengo 5 nietos, un varón y tres nenas y uno en camino y las nietas lo quieren a mi marido. Una de las nenas le pregunta al abuelo: por qué la abuela sale tanto? Y le contesta: lo que pasa es que la abuela estudia ahora, va a la universidad." "OC:-Yo tengo mi señora, 2 hijas y 7 nietos." "IN:-Yo soy hija de una familia numerosa, donde mi madre tuvo que hacerse cargo de 6 hijos. Tuvimos que venir a Villa María para estudiar ya que éramos de un pequeño pueblito. Con mis hermanos somos muy unidos... mi madre nos enseñó a ser así porque ella siempre quería que estuviéramos juntos... siempre encontraba un motivo para reunirnos". "IN:-más con un hijo de 21 años que cuando se graduó quiso que su hermana lo acompañara y me lo dijo en la cara porque todos sus compañeros tenían madres jóvenes y yo no lo era, lo tuve a los cuarenta... Luego se arrepintió, pero ya lo había dicho. Es con el que más me cuesta por la diferencia de edad y de pensamiento,

	➢ Conservación de los vínculos	no lo entiendo, no nos entendemos." "AZ:-Tengo una sola hija, de casi 40 años y 3 nietos divinos, ya grandes, uno tiene 16 años, el otro tiene 12 y la nena tiene 6 añitos. Viven en Córdoba. Vamos siempre a verlos; y bueno me quedé con una hija, que se fue muy joven a estudiar a Córdoba y no volvió más, encontró al amor de su vida y se quedó. Nos quedamos solos muy jóvenes. Vamos frecuentemente a verlos". "VI:-Y estoy muy relacionado con mi familia, soy muy familiero, estoy siempre vinculado con mis hermanos, tengo muchos sobrinos, dieciséis sobrinos."
	➢ Diferencia en el ritmo de las actividades según la edad	"AZ:-Los nietos me quieren enseñar, pero van tan rápido, no siguen el ritmo nuestro y les digo: pará, pará, porque no te entiendo, yo lo hago más despacio.
	➢ Sentimiento de soledad respecto a su familia	"VI:-Hace como treinta años que vivo sola, pero tengo dos hijas, una vive en el extranjero y la otra en Bs. As., que no está más, pobrecita porque murió, así que ahora estoy muy sola, porque la que se fue, hace más de 30 años que se fue, es como que… se olvidó de la familia, la familia que vendría a ser yo."

Experiencias de los AM en relación a los otros

Espacio educativo	➢ Saludable, para mantenerse activos.	NA: - "Llego a conocer el PEUAM por medio de una amiga, quien me dijo que ella iba allí a hacer gimnasia, y me invitó; ya yo iba a otro lugar a hacer gimnasia pero no me gustaba porque había mucha diferencia de edades, cosa que en el PEUAM no pasa, ya que somos todos de la misma edad y además compartimos muchas otras cosas, como experiencias de vida en común." VE: - "Por eso digo que el PEUAM es una gran cosa para el adulto mayor, porque nos dan un espacio para mantenernos activos y realizar lo que a cada uno nos gusta, aparte de poder relacionarnos con otros pares." RO: - "... ¡el PEUAM es lo más grande que pueden haber hecho!..." Después de jubilada quería mantenerme activa, y seguir desarrollando mi condición de artista (para) lo cual fue el lugar ideal para esto." OC: - "Esto, para mí, es muy positivo."
	➢ Como autorrealización, para concretar proyectos postergados en otras etapas.	NA: - "Para mí el PEUAM es una gran cosa ya que allí los AM tenemos un espacio para seguir activos en la vida y realizar nuestros proyectos que cuando no estábamos jubilados no podíamos llevar a cabo por nuestras rutinas diarias de trabajo y obligaciones como miembro de una familia
	➢ Oportunidad de afrontamiento de pérdidas y crisis.	FU: - "La pérdida más grande fue cuando murieron mis padres, eso no lo pude superar tuve que ir a un psicólogo,… entonces dije: tengo que hacer algo para salir de esto,… y fue ahí cuando encontré el PEUAM." CA: - "Yo estoy re-contenta, sí; y ahora hace más de un mes que no voy a la psicóloga, casi desde que comencé acá que, si, ya lo reemplacé".
	➢ Puente de relación con el mundo externo e interno: relacionarse con pares (conocidos, no amigos).	VE: - "... amigos, amigos no, pero si conocidos, con los cuales nos seguimos relacionando". OC: - "Hace 7 años que vengo al PEUAM. Esto es como vivir nuevamente y más que

	➢ Para evitar la institucionalización del AM	*todo lo mantiene a uno vivo y en relación, en convivencia…"* NE: - *"…Entonces esto es necesario, el gobierno tiene que dedicarle dinero a este tipo de instituciones, para que no caiga todo el mundo en un geriátrico cuando llegue a una cierta edad, porque moleste, porque se deprime, o se enferme."*
	➢ De recupero de derechos.	CA: - *"Por eso ahora, después de tantos años pude recuperar mi derecho a aprender."* NE: - *"Lo que yo veo que esto no es bueno… es necesario y se va ha hacer cada vez más necesario, porque la gente grande cada vez va a ser más numerosa, por eso es necesario que haya más de estos lugares para cuando la persona se jubila y no que los manden a los geriátricos".*
	➢ De aprendizaje y de descubrimiento de nuevas potencialidades.	AZ: - *"El PEUAM es una puerta, un espacio que se abre y que le da la posibilidad a uno de darse cuenta que puede hacer eso y mucho más."*
Relaciones intra e intergeneracionales	➢ Mediante la conservación de vínculos con adolescentes.	NA: - *"Sigo dando clases particulares porque no quiero perder esa relación con los adolescentes."*
	➢ Con jóvenes, especialmente con nietas.	VE: - *'Hice ese curso para mantenerme más comunicada con los jóvenes, sobre todo con mis nietas; ya que los chicos de esta generación, vienen con la tecnología incorporada y quería mantenerme actualizada en esto."*
	➢ Convivir con otros, establecer nuevos vínculos, ser buen compañero, tratar con respeto, adaptarse.	OC: - *"…saber convivir y estar con la nueva gente, tratar con respeto, ser buen compañero y no vivir como un ermitaño."* CA: - *"Pero esto fue la salvación mía porque, me encanta, me encanta, me gusta, me gusta porque te tratan todos bien, son muy amables… Y me gusta el grupo, la gente con la que voy, los profesores, son amorosos, que se yo, me encanta!"* AZ: - *"Tengo muchos amigos de diferentes*

	➢ Mantenimiento de vínculos de la adolescencia. ➢ Dificultades para relacionarse con otros a medida que pasan los años.	*grupos sociales, yo no tengo problemas para entablar relaciones con cualquier grupo de personas; yo me siento bien; me adapto a cada situación."* *VI: - "Amigas sí, tengo muchas, pero las amigas más queridas, las de mucho tiempo, no están, están las nuevas y son distintas."* *CE: - "Yo tengo mucha vida social, en el sentido de que voy a lugares donde hay gente grande, donde hay gente intermedia, donde hay gente joven, mucho más joven, niños, adolescentes.* *LI: - "Tengo un grupo de la secundaria, de la promoción del colegio con el cual me reúne desde hace 45 años, cada 15 días, son alrededor de 12, 15, compañeros, pero cuando festejan sus cumpleaños son como 30 y dice "hasta hemos salido en los diarios"...* *VI: - "Es una edad que de los 60 para arriba... es que es muy difícil relacionarse,.... el grande, que está jubilado, que los hijos están grande, cuesta empezar una nueva relación con una amiga...nueva, con una persona nueva, como que es más difícil relacionarse, entre más años más difícil".*
Filosofía y estilos de vida que el AM construye con otros	➢ Concepción: - de los otros adultos mayores como personas activas.	*NA: - "Creo que de alguna forma (los AM) hacen alguna actividad, puede ser que no asistan a talleres pero sí que hagan otras cosas que les gusta, como por ejemplo coser, bordar, cocinar, limpiar, hacer los quehaceres de la casa, cuidar los nietos."* *RO: - "... yo no entiendo a las personas que se la pasan todo el día en frente del televisor, sin hacer nada creativo."*

	- de los geriátricos como depósito y abandono de personas; de inercia e inanición.	VE: - *"A mi no me gustan los geriátricos* -hace una mueca de disgusto-; *estoy en contra de esos lugares, ya que allí tienen a los ancianos como cosas, los sientan frente a un televisor y los dejan que pasen las horas sin buscarles ninguna actividad para hacer. A los que están postrados ni los cambian de posición y luego terminan todos lastimados."* RO: - *"... estoy en contra de los geriátricos, para mí es un depósito para sacarse los mayores de encima."* OC: - *"Esto es muy importante, habría que dar a conocer esto (espacio educativo) en los geriátricos porque esto los sacaría de esa... inercia."*
	- de los desafíos sociales ante el aumento de la longevidad.	NE: - *"Y también hay que darse a conocer por medio de las instituciones como las universidades y los medios de comunicación como la televisión, la radio y los diarios, tienen que acordarse de la gente grande. … Por eso digo yo que cada vez se hace más necesario este tipo de espacios para los mayores."*
	- sobre invisibilidad del AM, relacionada a la jubilación y a la exclusión de la vida social.	LI: - *"En este país las personas, con nuestra capacidad nos tiran a un costado, como que no servís y eso me da bronca, porque sabes que tenés muy mucho para dar todavía."* IN: - *"No es linda esta etapa… De joven pensaba: cuando me jubile voy a hacer esto y aquello… pero es muy difícil."* IN: - *"Opino que los AM no son considerados por la sociedad, son excluidos, no existen. Es muy difícil cuando uno se jubila porque ya no tiene poder o dominio sobre nada, ni en el trabajo, ni con los hijos…"*

	- sobre el cambio como posibilidad para aprender	AZ: - *"Yo tuve la suerte de cambiar, muchas veces de trabajo y siempre me han tocado jefes excelentes, todos diferentes, pero que me han dejado una enseñanza;... me rodeé de gente que sabía más que yo, porque hay gente que busca al revés, subordinados, porque busca emerger, sentirse poderoso, yo, siempre busqué gente que sabía más, para aprender."*
	- de sobrevaloración de lo desconocido y novedoso por sobre lo cotidiano y cercano.	AZ: - *"Hay personas muy rescatables que hacen cosas y que a veces no trascienden, porque, lamentablemente, el periodismo nuestro, en general, tiende a difundir las noticias malas, nunca lo positivo. He hecho tantas, tantas cosas en mi vida y nadie es profeta en su tierra. A veces yo voy a cantar y capaz que digan que soy un buen cantor en otros lados y acá dicen cómo va ha cantar bien si vive a la vuelta de mi casa... Tiene que ver con una cuestión cultural."*
	➢ Visión de apertura al mundo, visión dialéctica, viajes como oportunidades y gratificación. ➢ Creencias: - en las potencialidades del otro para brindarle oportunidades - en la relación con un orden natural y del amor que cura y permite concretar metas positivas.	CE: - *"...me sentí gratificado, porque gané una beca, me fui a Italia, estuve un tiempo largo allá, ... pero previo había ido a Cuba, estuve como un año allá,... bueno eso también me sirvió de mucho... porque me permitió conocer una cultura distinta".* CE: - *"En la escuela de arte, me atendió la directora, que, con unos pocos minutos que me escuchó... ella habrá pensado, mirá si éste no tiene uñas ni para guitarra o que se yo, ya está... pero lo lindo y lo valioso que yo rescato de ella y que cuando la veo se lo digo, es que me dio la oportunidad".* CE: - *"Y, bueno así transcurrió mi vida, de a poquito, mucho contacto con la naturaleza, porque la naturaleza cura también, sobre todo el contacto que yo empecé a tener de ver a una planta que nace, un animal que crece, una vaca que pare y el ver un animal que nace, eso es energía pura, entonces si uno tiene la*

	➢ Concepto de Síndrome de apocamiento del hombre respecto a su relación con la mujer.	*sensibilidad para observar eso, para percibirlo, eso, también te nutre y te da mucha fuerza y energía. Y finalmente yo digo que llegué a buen puerto, porque también el amor cura, entonces tuve una relación de noviazgo… y eso me sacó".* CE : - *"Entonces yo digo que el hombre tiene un síndrome de apocamiento, de inferioridad; es tal la distancia, es decir antes el hombre iba adelante, en un momento, no sé cuándo habrá sido, que ni nos hemos dado cuenta, no se si existió tampoco, estuvieron a la par y después es como un auto que te pasa y lo viste que se fue".* *"…yo veo que, desde hace un tiempo a esta parte, con la apertura que a tenido la sociedad, la mujer ha ido ganando espacios…y muchas veces no es porque el hombre le haya cedido el espacio sino, que bien se dice, que para que una mujer ocupe un cargo tiene que ser tres o cuatro veces más capaz que el hombre, porque sino no se le concede un lugar.* *Yo creo que viene por el lado que la mujer ha tomado más la iniciativa y el hombre es el que se queda más escondido y apabullado…".*
	➢ Reflexión: - sobre la imagen social de las profesiones, que estructura y no permite ser abierto a otros	CE: - *"Noté de que, no obstante de que yo iba vestido como ellas, o sea, en una escuela de arte no podes ir vestido de traje y corbata, viste, pero el traje yo lo tenía en la cabeza…y entonces seguramente…eso saltaba a la vista y era, un poquito, el motivo del rechazo… y eso te lleva muchos años sacártelo de encima".*
	- sobre lo que para la gente es importante, posible y creíble.	CE: - *"Por eso es que digo y lo digo tímidamente y trato de sostenerlo, cuando digo que el amor y la naturaleza curan,*

		como me paso a mí y doy una explicación valedera, bueno al menos eso creo yo. Pero hay gente que no se convence de eso, pero claro, la estructura mental que todos tenemos es de que creemos en las cosas maravillosas, cuando hablamos de un milagro creemos que Dios se nos presenta en vivo y en directo… y que todo tiene que ser así radicalmente y yo creo que los milagros no vienen de esa forma. La gente esta toda preparada para escuchar lo más insólito, lo más elocuente, lo que más conmueve y lo que más le conviene".
Percepción de apoyo social	➤ Posibilidad de contar con alguien que acompañe ocasionalmente.	LI: - *"Sí, he tenido amigos, siempre he tenido amigos… Siempre he tenido alguien que me acompañe, quizás no en la medida que uno quiere, pero sí siempre hay alguien."* VI: - *"Amiga sí, tengo muchas… me han acompañado a Córdoba, cuando no podía ir sola, porque me he hecho estudios en la vista que después necesitaba que me acompañaran porque no veía. Lo que no tengo es familia directa; sobrinas también, si las necesito están".*
Eventos sociales y situacionales	➤ Viajes	VI: - *"El primer viaje que hicimos con el PEUAM,... para una reunión... Estaban los alumnos, los profesores y los directores, era un lugar muy lindo y lo pasamos muy bien!...Para mí es muy importante en mi vida."*

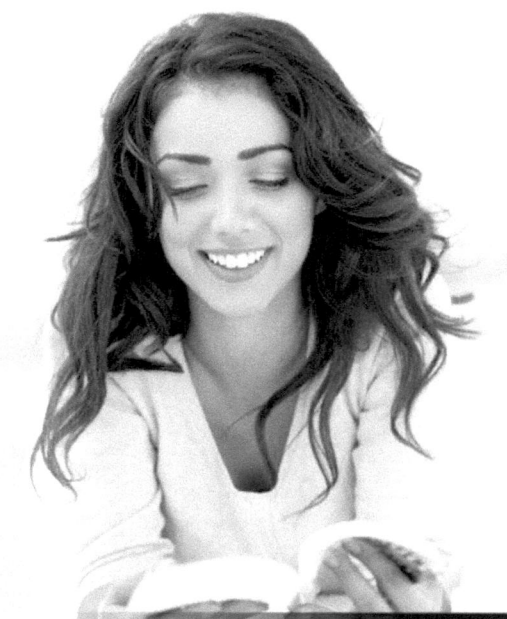

i want morebooks!

Buy your books fast and straightforward online - at one of world's fastest growing online book stores! Free-of-charge shipping and environmentally sound due to Print-on-Demand technologies.

Buy your books online at
www.get-morebooks.com

¡Compre sus libros rápido y directo en internet – en una de las librerías en línea con más crecimiento acelerado en el mundo! Envío sin cargo y producción que protege el medio ambiente a través de las tecnologías de impresión bajo demanda.

Compre sus libros online en
www.morebooks.es

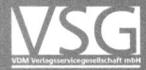

VDM Verlagsservicegesellschaft mbH
Dudweiler Landstr. 99　　Telefon: +49 681 3720 174　　info@vdm-vsg.de
D - 66123 Saarbrücken　　Telefax: +49 681 3720 1749　　www.vdm-vsg.de

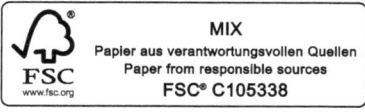

Printed by Books on Demand GmbH, Norderstedt / Germany